Katrin Blüge

AYURVEDA

GESUND LEBEN, NATÜRLICH HEILEN

Bestimme deinen Konstitutionstyp –
werde und bleibe gesund

Ayurveda-Medizin einfach in den modernen Alltag integrieren

humboldt

VORWORT

Liebe Leserin, lieber Leser,

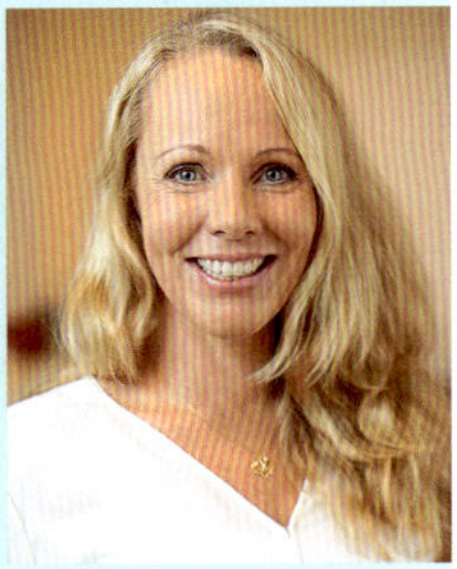

die indische Lebens- und Heilweise interessiert mich schon seit meiner Kindheit – wahrscheinlich hat die riesige Dschungelbuch-Tapete in meinem Kinderzimmer einen prägenden Eindruck auf mich gemacht –, und so war es nur konsequent, als ich mich in jungen Jahren mit einem One-Way-Ticket und einem Rucksack auf dem Rücken auf meine erste Reise nach Indien begab. Welch nachhaltige Auswirkungen auf mein Leben dieser Entschluss haben würde, konnte ich damals noch nicht absehen. Schnell fand mich in Kerala in Südindien in meinem ersten Ayurveda-Ashram wieder, einem Ort, wo Menschen eine Behandlung bekommen oder intensiv in die jeweilige Lehre eintauchen.

Es faszinierte mich zutiefst, wie alle Besucher dort ganzheitlich und liebevoll umsorgt wurden. Scheinbar nichts wurde dem Zufall überlassen: von der Auswahl der optimalen Lebensmittel über die konstitutionell richtig ausgewählten Anwendungen bis hin zu den angebauten Kräutern für die Herstellung der Öle und dem umfassenden Wissen der ayurvedischen Ärzte. Jeder schien zu wissen, womit und wie man Menschen nachhaltig auf dem Weg zu Gesundheit unterstützen sollte. Diese Methode der ganzheitlichen Betrachtung des Menschen hatte ich in unserem Kulturkreis bis dahin nicht kennengelernt.

Diese ersten Begegnungen mit der Ayurveda-Medizin haben mich nachhaltig geprägt. Mein Wissensdurst und meine Neugier waren geweckt. So machte ich weiter: Ich reiste viele weitere Male in indische und europäische Kurhäuser und Kliniken, hospitierte und assistierte bei erfahrenen Homöopathen und arbeitete mit ayurvedischen Ärzten in verschiedenen Hospitälern und Ashrams in Indien zusammen. Dort durfte ich traditionelle Sanskrit-

Texte lernen, phytotherapeutische Rezepturen erstellen und mehrfach Kuren betreuen und auch am eigenen Leibe erfahren. Um das Erlernte auch an europäische Standards anzupassen, absolvierte ich Ausbildungen in Deutschland und in der Schweiz zur Heilpraktikerin, Homöopathin und (therapeutischen) Yogalehrerin. Parallel dazu vertiefte ich mein Wissen mit einer umfassenden Ausbildung zur Ayurveda-Spezialistin.

Heute unterrichte ich angewandte Ayurveda-Medizin in meiner Ayurveda-Akademie sowohl für Laien als auch für Menschen auf der Suche nach ihrer Berufung. In meiner Naturheilpraxis in Hannover liebe ich es, das Wissen der jahrtausendealten Lehre alltagstauglich zu vermitteln und Menschen auf ihren individuellen Weg zu ihrer nachhaltigen Gesundheit zu begleiten. Seit einiger Zeit biete ich Coachings und Konsultationen auch online an.

Es ist für mich bis heute wunderbar zu beobachten, wie Ayurveda so viel mehr an Lebensfreude und Wohlbefinden in das eigene Leben (zurück)holen kann und das eigene Potenzial zum Strahlen bringt. Krankheiten werden in ihrem vollen Umfang ermittelt und von der Wurzel her behandelt, anstand nur die Symptome zu unterdrücken. Mit diesem Buch möchte ich einen leichten Einstieg in das praktisch angewandte Ayurveda vermitteln.

Als Mutter zweier Kinder und selbstständige Unternehmerin weiß ich aus eigener Erfahrung um die großen Herausforderungen unseres Alltags. Wir möchten gern sofort alles umsetzen und scheitern allzu oft aufgrund der fehlenden Zeit. Meist stellen wir rasch uns oder das Konzept infrage und brechen zu früh ab. Daher möchte ich dir mit diesem Buch einen alltagstauglichen Schritt-für-Schritt-Leitfaden an die Hand geben, der dir die Umsetzung leichtmachen soll. Selbst wenn du nicht akribisch sofort jeder Empfehlung nachkommen kannst, soll dich das nicht davon abhalten, weiterzumachen und dranzubleiben, auch wenn es zunächst „nur" das Schaben der Zunge am Morgen oder das tägliche warme Wasser vor dem Frühstück sein sollte. Auch diese kleinen Umstellungen werden schon eine Menge bewirken, nach dem Motto: kleine Veränderungen = große Wirkung.

Das kannst du mit Ayurveda erreichen

Ayurveda ist eine universelle und jahrtausendealte Methode, den Menschen ganzheitlich in seiner individuellen Konstitution zu erfassen, seine Gesundheit bis ins hohe Alter zu erhalten und Krankheiten sowohl vorzubeugen als auch nachhaltig zu behandeln. Somit kann dieses umfassende Gesundheitskonzept viel dazu beitragen,

- deine individuelle ayurvedische Konstitution besser zu verstehen und mühelos danach zu leben,
- dein volles Potenzial zu erkennen und auszuschöpfen,
- dich gesund und leistungsstark bis ins hohe Alter zu erhalten,
- deine Mitmenschen besser einzuschätzen und zu verstehen,
- die Einflüsse der Tages- und Jahreszeiten leichter zu bewältigen,
- Krankheiten vorzubeugen und nachhaltig zu behandeln,
- dich von innen heraus mit der optimalen Ernährung zu stärken,
- freudvoll, lecker und gesund mit Nahrungsmitteln zu kochen, die auf deine individuelle Konstitution abgestimmt sind.

Viel Spaß mit diesem Buch wünscht dir
deine

Dysbalancen verstehen und behandeln – dabei hilft dir dieses Buch:

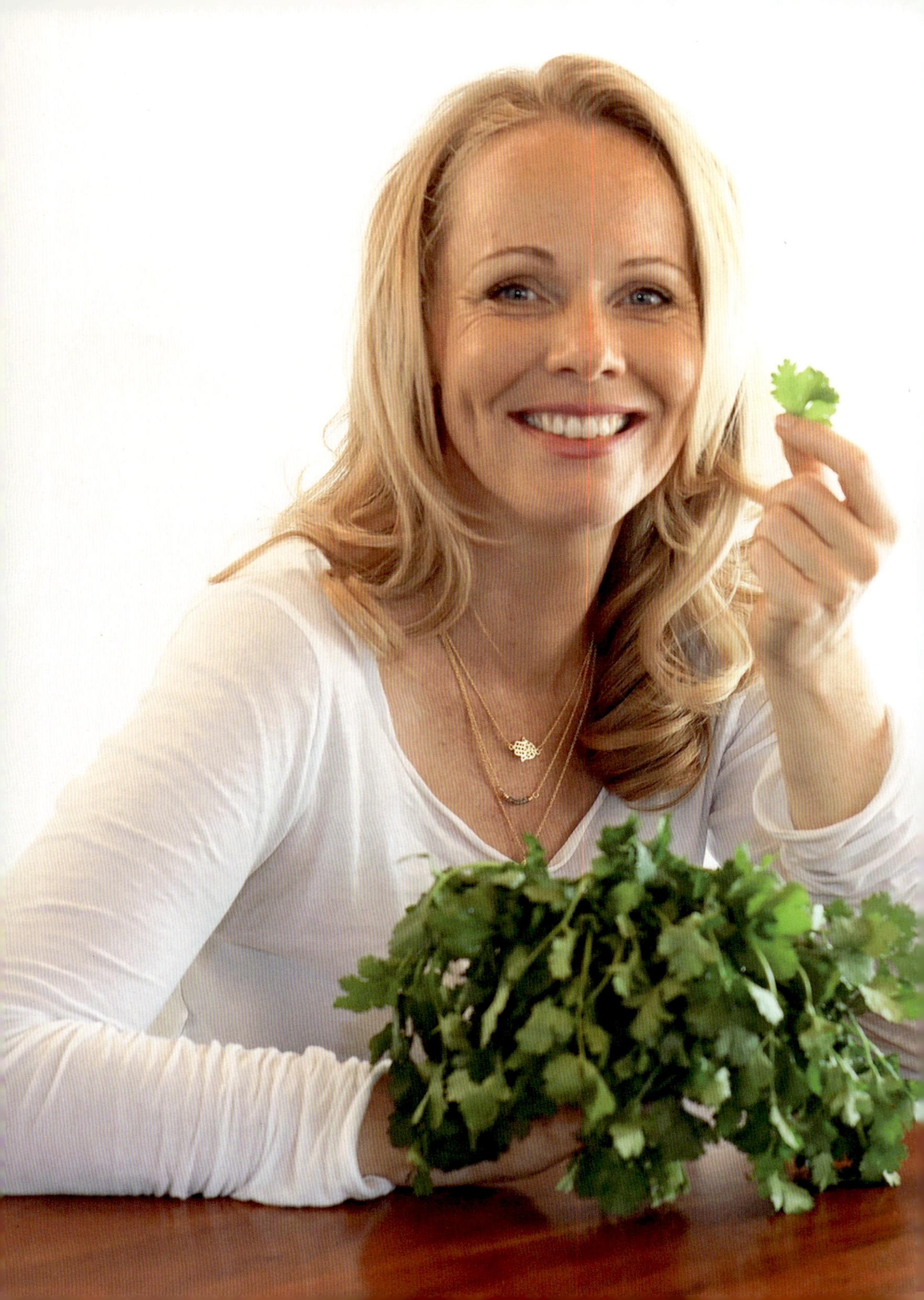

AYURVEDA – EIN NAVIGATIONSSYSTEM ZU DAUERHAFTER GESUNDHEIT

Das jahrtausendealte System des Ayurveda kann uns auch in der heutigen Zeit Orientierung bieten. Wenn wir uns auf diese Erfahrungslehre einlassen, liefert sie uns einen zuverlässigen Kompass zu dauerhaftem Wohlbefinden und guter Gesundheit. Wir starten dieses Kapitel mit einem Überblick, was Ayurveda eigentlich ist und wie es funktioniert. Dann erfährst du, wie du deinen Konstitutionstyp bestimmst. Dies hilft dir, deine Natur besser zu verstehen, und gibt dir einen Wegweiser an die Hand, was dir guttut und was du besser vermeiden solltest.

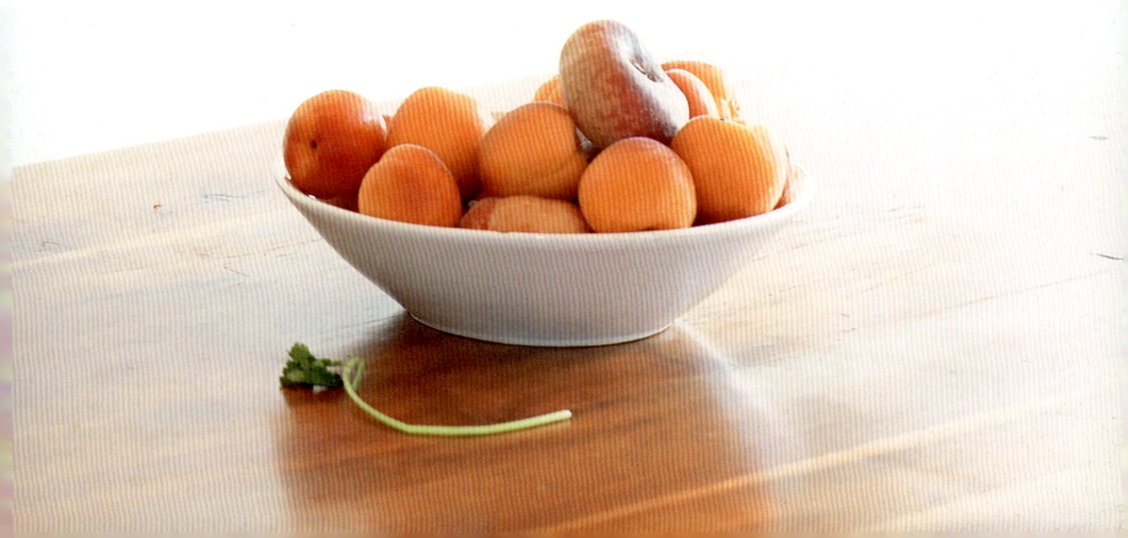

Was ist Ayurveda?

Gutes und schlechtes Leben,
glückliches und unglückliches Leben,
das, was dem Leben zu- bzw. abträglich ist,
das Maß des Lebens und seiner Komponenten und das Leben selbst –
wo all das erklärt wird, das nennt man Ayurveda.
Charaka Samhita

Ayurveda gibt klare Handlungsanweisungen, wie du dein Ziel, gesund zu werden und zu bleiben, erreichen kannst. Die jahrtausendealte Lehre gibt tiefgreifende und bis heute aktuelle Einsichten in folgende Themen:

- Was bedeutet eigentlich Gesundheit?
- Was erhält meine Gesundheit und was macht mich krank?
- Wie setzt sich meine Konstitution zusammen und was kann ich dazu beitragen, sie gesund zu erhalten?
- Wie kann ich mich angepasst an die natürlichen Zyklen der Natur verhalten und ernähren?
- Wie funktioniert meine Verdauung und wie gut ist mein Stoffwechsel?
- Welche Nahrung ist für mich Medizin, welche Gift?
- Wie kann ich mein Idealgewicht erreichen und halten?
- Wie kann ich selbstständig und rechtzeitig auf natürlichen Wegen Krankheiten erkennen und eliminieren?
- Wie kann ich meine Gesundheitsroutine in den Alltag einbauen und täglich einen Beitrag zu Vitalität und schöner Ausstrahlung leisten?

Ayurveda trägt zu einer deutlich besseren Wahrnehmung der eigenen Konstitution und krank machenden Faktoren bei, um selbst rechtzeitig mit einfachen Hilfsmitteln einen positiven Einfluss darauf nehmen zu können.

Ayurveda heute

Die alten Schriften und ihre Überlieferungen wurden im Laufe der Zeit immer wieder von Weisen und gelehrten Medizinern ergänzt oder in einem anderen Kontext interpretiert. Das System, die Aussage und die Anwendung für den Menschen sind jedoch erhalten geblieben.

Um das Beste aus dem riesigen Wissensschatz des Ayurveda schöpfen zu können, ist eine bewusste Anwendung dieses Wissens von großem Vorteil. Das bedeutet, dass das ayurvedische Wissen auch in unserem Kulturkreis in unserer Zeit sinnvoll genutzt werden kann, obwohl es vor Tausenden von Jahren in Indien in einer alten Sprache verfasst wurde. Dazu ist zwar manchmal ein bewusster Umgang und Flexibilität in der Anwendung gefragt, aber es lohnt sich.

> Um das Beste aus dem riesigen Wissensschatz des Ayurveda schöpfen zu können, ist eine bewusste Anwendung dieses Wissens von großem Vorteil.

Die kulturellen, sozialen und geologischen Unterschiede zum alten Indien gilt es daher stets in diesem Kontext zu betrachten und sinnvoll zu verwerten. Beispielsweise gibt es bestimmte Kräuter und Nahrungsmittel, die bei uns in Europa entweder zu anderen Jahreszeiten wachsen oder einfach nicht frisch erhältlich sind. In diesen Fällen lässt sich jedoch immer eine Alternative finden, die den Zweck erfüllt. Im Zweifelsfall entscheide ich mich immer für regional-saisonale Produkte in biologischer Qualität. In diesem Buch habe ich versucht, diesen Transfer in unsere zivilisierte Gesellschaft zu leisten und darzustellen.

Warum Ayurveda interessant für uns ist

An unseren grundlegenden Bedürfnissen hat sich seit Tausenden von Jahren nicht viel geändert. Wir brauchen immer noch ein Lebensumfeld, in dem wir uns entfalten und unsere Kinder aufziehen können. Wir sind immer noch den gleichen äußeren Einflüssen ausgesetzt: Hitze und Kälte, Hunger und Durst, Arbeit und Stress, Mitmenschen und Krankheitserreger. Zwar haben uns viele Errungenschaften und technische Fortschritte in einigen

Punkten das Leben erleichtert, gleichzeitig haben sie uns aber auch von vielen positiven Einflüssen der Natur entfernt.

Stark vereinfacht gesagt sind wir gesünder, wenn wir negative äußere Einflüsse reduzieren und uns gleichzeitig mit allem versorgen können, was unser Körper, unser Geist und unsere Seele brauchen. Hier kommt die moderne Anwendung von Ayurveda ins Spiel: Es geht darum, das ursprüngliche ayurvedische Wissen über menschliche Gesundheit im Gleichgewicht mit der Natur neu zu interpretieren. Und zwar in einer Art und Weise, dass es unseren gesellschaftlichen Veränderungen gerecht wird und möglichst einfach umsetzbar bleibt.

Was kann ein Ayurveda-Arzt?

In Indien hat Ayurveda eine jahrtausendealte Tradition. Das vor allem praktische Wissen wird von Generation zu Generation innerhalb der Familie oder vom Lehrer zum Schüler weitergeben. Seit der Kolonialisierung durch die Briten ist die breite Anwendung zunächst zurückgegangen, da sie in dieser Zeit unterdrückt und bestraft wurde. Dennoch gibt es heute viele indische Universitäten, die Ayurveda-Ärzte in einem ca. siebenjährigen Studium ausbilden.

In Europa gibt es mittlerweile ebenfalls Kooperationen mit einigen Hochschulen, die versuchen, den Unterricht an europäische Standards und das hier verwendete Bildungssystem anzupassen. Das ist eine sehr positive Entwicklung, da sie den Horizont unserer Mediziner für „alternative“ Gesundheitssysteme erweitert. Aus Anwendersicht ist es jedoch unabdingbar, daraus spezifisches Wissen herauszufiltern, das auch in unserem Kulturkreis und in unseren Breitengraden anwendbar ist.

Ayurveda ist zu einem großen Teil Erfahrungsheilkunde.

Ayurveda ist zu einem großen Teil auch Erfahrungsheilkunde. Um es anwendungsnah zu erlernen oder mit einem behandelnden Ayurveda-Arzt anwenden zu können, empfiehlt es sich, nach Personen Ausschau zu halten, die in der Lage sind, dich dort abzuholen, wo du gerade stehst. Idealerweise ist er oder sie im Besitz einer medizinischen Grundausbildung (Medizinstudium oder Heilpraktiker) und damit in der Lage, die Vorteile der modernen medizinischen Analyse mit der traditionellen und ganzheitlichen Betrachtungsweise des Ayurveda sinnvoll zu verknüpfen.

Die ayurvedische Behandlung

Eine ganzheitliche ayurvedische Behandlung bedient alle Aspekte unseres Lebens: Körper, Geist und Seele. Ayurvedisch betrachtet ist ein Mensch erst dann gesund, wenn er sein volles Potenzial auf allen diesen Ebenen entfalten kann. Dieser Zustand ist um einiges umfassender als die Gesundheitsdefinition unserer westlichen Schulmedizin, für welche die bloße Abwesenheit von Krankheit ausreichend ist.

Deshalb wird sich ein guter Ayurveda-Therapeut darum kümmern, seine Klienten durch eine individuelle Kombination mehrerer Behandlungsmethoden zu unterstützen. Dazu gehören zunächst eine umfassende Konstitutions- und Ernährungsanalyse sowie die Betrachtung der Lebensumstände und Belastungen. Eventuell vorliegende Krankheiten und Medikationen werden ebenso mit einbezogen. Mit der Hilfe von individualisierten Ernährungsplänen, manuellen Therapien und Bewegungseinheiten werden einerseits die Konstitution gestärkt und andererseits die negativen äußeren Einflüsse vermindert. Die Verwendung ayurvedischer Heilkräuter, Öle und Tinkturen wirkt dabei unterstützend und beschleunigend.

Auch wenn man ein ganzes Leben damit verbringen kann, Ayurveda zu vertiefen und in allen Facetten des Lebens einzubauen, ist es natürlich auch möglich, ohne eine Ausbildung Ayurveda im Alltag anzuwenden. Der Tagesablauf in unserer industrialisierten Gesellschaft ist teilweise so weit von den natürlichen Rhythmen der Natur entfernt, dass du einen unglaublich starken positiven Effekt erwarten kannst, wenn du es zunächst einmal schaffst, die grundlegenden Empfehlungen aus dem Ayurveda umzusetzen. Diese sind unabhängig von Konstitutionstypen für alle Menschen gleichermaßen geeignet. Auf meiner Webseite www.ayurvedacademy.de habe ich Empfehlungen, Tipps und Tricks aus 20 Jahren Praxisarbeit mit Ayurveda zusammengetragen, die du einfach im Alltag für dich integrieren kannst.

Die Grenzen des Ayurveda

Ayurveda bietet eine riesige Menge gebündelten Wissens über eine gesunde Lebensweise für jeden Menschen im Einklang mit der Natur. Die Anwendung bleibt jedoch uns selbst überlassen. Das bedeutet, dass wir erst durch die Anwendung dieses Wissens auch dessen Vorteile genießen dürfen. Zu welchem Grad wir dazu in der Lage sind, hängt von inneren und äußeren Faktoren und Einflüssen ab. Mittel- und langfristig erzielen wir den stärksten Effekt, wenn wir den Schwerpunkt der Betrachtung von der Kuration, also der symptombezogenen Behandlung von Krankheiten, hin zur Prävention, also der Gesundheitsvorsorge, verlegen. Bei schweren Erkrankungen wie Diabetes und Krebs gelangt auch Ayurveda an seine Grenzen, kann aber neben der begleitenden schulmedizinischen Therapie wirksame Unterstützung bieten. Idealerweise verfügt der behandelnde Arzt über beide Ausbildungen und kann die Therapien koordinieren. Falls du bereits Medikamente einnimmst, solltest du ärztlichen Rat einholen, ob du begleitend auch ayurvedische Mittel einnehmen darfst.

Was hat Yoga mit Ayurveda zu tun?

Ayurveda und Yoga stammen aus altindischen Schriften und sind Disziplinen mit vielen Parallelen und einem gemeinsamen Ziel: ganzheitliche Gesundheit. Ayurveda umfasst in seinem medizinischen Ansatz insbesondere den Erhalt von körperlicher und mentaler Gesundheit und das Vorbeugen und Behandeln von

Krankheiten, die unterschiedlichen Praktiken des Yoga zielen zusätzlich auf einen erwachten Bewusstseinszustand ab und integrieren geführte Bewegung, Meditation und Atemübungen. Neben den Körperübungen (Asanas) bietet Yoga ein umfassendes Konzept für eine gesunde Lebensführung und den Erhalt einer langlebigen und glücklichen Konstitution. Die speziellen Reinigungstechniken und Ernährungsempfehlungen stammen wiederum aus dem Ayurveda.

Die Rolle der Ernährung im Ayurveda

„Du bist, was du isst.“ Diesen Satz hast du bestimmt schon einmal gehört. Doch nicht immer sind wir uns der Tragweite dieser Aussage bewusst. Dazu ein kleines Beispiel: Der Schokomuffin auf dem Nachtischteller liegt fünf Minuten später nicht mehr vor uns, sondern ist untrennbar mit unserem Organismus vereint. Genauso ist es übrigens auch mit der Luft, die wir atmen, dem Salzwasser, in dem wir schwimmen, oder den Gefühlen, die in uns ausgelöst werden. Spätestens dann, wenn man sich vergegenwärtigt, dass sich jede einzelne Zelle unseres Körpers nach ca. sieben Jahren komplett erneuert, wird langsam der Einfluss deutlich, den die Ernährung auf unser Dasein ausübt.

> „Wir sind, was wir essen", auch wenn wir uns nicht immer der Tragweite dieser Aussage bewusst sind.

Nahrung ist nicht mehr und nicht weniger als Medizin. Das, was wir feststofflich verwerten, stellt uns feinstoffliche Energie zur Verfügung. Was das bedeutet, wissen alle, die schon einmal das sprichwörtliche Suppenkoma erlebt haben.

Die Überlieferung des Ayurveda

Zu der Zeit, als die ersten Krankheiten auftauchten, die die alten Weisen bei ihren rituellen Tätigkeiten störten und die damals übliche Langlebigkeit beeinflussten, setzten sich die großen Weisen und andere große Heilige (...) in einem Tal des Himalajas zusammen, um dieses auserlesene und besondere Thema zu besprechen. Charaka Samhita

Ayurveda stammt ursprünglich vom indischen Subkontinent und ist das älteste von der WHO anerkannte Medizinsystem der Erde. Ayus bedeutet auf Sanskrit „Leben, Lebenskraft“, veda bedeutet „Wissen“, „Wissenschaft“, besser „Weisheit“. Ayurveda kann also als „Weisheit vom langen, gesunden und glücklichen Leben“ verstanden werden. Das Wissen des Ayurveda stammt ursprünglich aus der vedischen Hochkultur Altindiens. Es wurde über Jahrtausende mündlich innerhalb der Arztfamilien überliefert, um dann vor etwa 1500 Jahren in Versform auf Palmenblätter niedergeschrieben zu werden. Diese Sammlungen religiöser Texte werden als die Veden, „heilige Lehren“, bezeichnet.

Die vier großen Veden werden eingeteilt in Rigveda, Samaveda, Jayurveda und Atharvaveda. Die vedischen Texte der rigvedischen Zeit stammen aus der Zeit um ca. 2000 v. Chr. Die ersten Veden wurden größtenteils mit erstaunlicher Präzision über Jahrtausende mündlich in Form von Rezitationen und Gesängen weitervermittelt und vermutlich erst um 500 n. Chr. schriftlich fixiert. Aus dem Atharvaveda stammt das Wissen des Ayurveda. Ihre älteste Textschicht umfasst die sogenannten Samhitas (Hymnen). Zu den Samhitas, die die wichtigsten Schulen im Ayurveda bilden, gehören:

- die **Charaka Samhita** des Gelehrten und Arztes Charaka
- die **Sushruta Samhita** des Arztes und ersten indischen Chirurgen Sushruta

Charaka war einer der bekanntesten ayurvedischen Ärzte seiner Zeit und weit über die Grenzen des indischen Subkontinents hinaus bekannt. Die Charaka Samhita gilt bis heute als eines der umfassendsten medizinischen Werke der damaligen Zeit. Sushruta beschreibt als „Vater der Chirurgie" in der Sushruta Samhita 120 chirurgische Instrumente und mehr als 300 Operationstechniken, die er unter anderem an der Königsfamilie anwendete. Einer der bekannteren chirurgischen Eingriffe war die Rhinoplastie, die Nasenoperation. Die sogenannte „indische Methode" beschreibt ein Verfahren zur Wiederherstellung der Nase nach Verlust (damals war die Nasenamputation eine der gesetzlichen Strafen für Verbrecher oder Ehebrecher und Kriegsgefangene, sodass die Wiederherstellung der Nase von großer Bedeutung war). Auf Basis dieser ersten umfangreichen Erkenntnisse der menschlichen Anatomie wurde die plastische Chirurgie begründet.

Die Inder galten lange als die Nasenoperateure schlechthin. Noch im 18. Jahrhundert reisten britische Chirurgen nach Indien, um sich dort fortzubilden.

Ein weiterer für das Ayurveda zentraler Text, die Astanga Hrdaya Samhita, entstand viele Jahrhunderte später (ca. um 500 n. Chr.). Ihr Verfasser ist der buddhistische Arzt Vagbhata, der darin unter anderem präzise Anleitungen für Rezepturen und Heilanwendungen gibt.

Die Buddhisten übernahmen das ayurvedische Medizinsystem in ihre Kultur und trugen wesentlich zum Fortschritt und zur Verbreitung des vedischen Wissens bei. So wurde das Wissen über die buddhistischen Wandermönche nach Tibet, China, Sri Lanka und sogar nach Rom und Griechenland weitergetragen. Es wurden Krankenhäuser und Heilpflanzengärten für die Allgemeinbevölkerung gebaut und zugänglich gemacht. Um das Jahr 1000 n. Chr. herum fand das erfolgreiche und fortschrittliche Medizinsystem Ayurveda unaufhörlich weiter Verbreitung und wurde mit anderen bestehenden Systemen verknüpft und weiterentwickelt. Erst mit der britischen Kolonialzeit (1858–1947) kam Ayurveda in Indien für einige Jahrzehnte zum Stillstand. Die englischen Besatzer duldeten die traditionelle Heilkunde nicht und verboten den ayurvedischen Ärzten das Praktizieren. Das Wissen wurde dennoch innerhalb der Familientraditionen erhalten und weitergegeben.

Ayurveda hat auch im europäischen Raum wichtige Heilkundige in ihrem Werk beeinflusst, wie Hippokrates, Paracelsus und Hildegard von Bingen. Trotz der exotischen und antiken Herkunft des Ayurveda ist diese Weisheit universell auf alle Lebewesen dieser Erde übertragbar und anwendbar. Man sagt, Ayurveda sei göttlichen Ursprungs und so alt wie die Menschheit selbst.

Dhanvantari – der Schutzpatron des Ayurveda

Die indische Mythologie lebt von ihren Bildern und Metaphern. Es gibt unendlich viele Gottheiten und Erscheinungen, die von den gläubigen Hindus für die unterschiedlichsten Bewusstseinszustände und weltlichen Bedürfnisse aufgerufen und ins Gebet geholt werden können.

Auch für die Lehre eines langen, gesunden und glücklichen Lebens gibt es einen Schutzpatron: Dhanvantari, Arzt der Götter und Ursprung aller Heilkunst. Dhanvantari stieg laut einer mythologischen Überlieferung während des Kampfes der Götter und Dämonen um das Elixier der Unsterblichkeit, Amrita, aus dem Milchozean. In seinen vier Händen hält er die Kostbarkeiten, die er den Menschen bringt:

- Amrita, den Nektar der Unsterblichkeit
- die Heilkräuter
- das Muschelhorn zur kraftvollen Verkündung seiner Weisheit (das Muschelhorn wird bis heute in Indien als lautes Blasinstrument zur Ankündigung bestimmter ritueller Anlässe verwendet)
- und nicht zuletzt die Veden, die schriftlichen Überlieferungen der ayurvedischen Heilkunst

Seit Ende der Kolonialzeit wurden wieder moderne Universitäten und Hospitäler der Ayurveda-Medizin rekonstruiert. Ayurveda ist ein wissenschaftlich anerkannter Studienzweig und ein offiziell anerkanntes Medizinsystem in Indien und Sri Lanka. Um in Indien ayurvedischer Arzt zu werden, benötigt man ein Studium an der Universität.

Die Ayurveda-Ärzte werden als Vaidyas bezeichnet. Vaidyas bedeutet „Wissende der Veden". Auch in Europa findet die ayurvedische Heilkunst inzwischen große Verbreitung und ist ein etabliertes und umfassendes Medizinsystem, das sich auch auf unsere klimatischen und gesellschaftlichen Verhältnisse anpassen lässt.

Gesundheit und Krankheit aus Sicht des Ayurveda

Die Essenz aller Dinge ist die Erde,
die Essenz der Erde ist das Wasser,
die Essenz des Wassers sind die Pflanzen,
die Essenz der Pflanzen ist der Mensch.

Aus den Upanishaden (eine über zweitausend Jahre alte Sammlung philosophischer Schriften)

Ayurveda ist eine Lehre, die die Erhaltung der Gesundheit im Rahmen der Prävention und das Wiederherstellen der Gesundheit während einer Krankheit zum Ziel hat. Der Mensch wird auf seinem individuellen Weg zu dauerhafter Gesundheit bis ins hohe Alter, einem guten Immunsystem, Leistungsfähigkeit und einer unmittelbaren Wahrnehmung des eigenen Glücks unterstützt.

Die alten Textsammlungen des Ayurveda enthalten eine Vielzahl von Texten, Rezepten und Anwendungen.

Die alten Textsammlungen des Ayurveda definieren nicht nur Gesundheit im Allgemeinen, sondern enthalten auch eine Vielzahl von Texten, Rezepten und Anwendungen für körperliche und mentale Heilung über angepasste Lebensmittel, Lebensstil,

Kräuterrezepturen, saisonal angemessenes Verhalten und Verfahren, die bis heute nicht an Aktualität verloren haben. Dieser umfassende Wissensschatz ist einfach phänomenal, insbesondere, da einige dieser Texte vor mehreren tausend Jahren geschrieben wurden.

In der Sushruta Samhita Vers 41 wird der Begriff Gesundheit sinngemäß wie folgt definiert:

Ein Mensch ist gesund, wenn ...

- sich die drei Doshas (die Bioenergien; Näheres siehe ab Seite 24) im Gleichgewicht mit der Grundkonstitution befinden,
- der Stoffwechsel optimal funktioniert und das Verdauungsfeuer (Agni) aktiv genug ist, um alle verwertbaren Nahrungsmittelbestandteile in die verschiedenen Körpergewebe (Dhatu) aufzunehmen und mühelos die unverwertbaren Nahrungsmittelrückstände (Mala) wie Stuhl, Urin und Schweiß auszuscheiden,
- die Körpergewebe (Dhatu) stabil und rein sind,
- der Geist (Mana), die Sinnesorgane (Indriya) und die Seele der Person (Atman) wahrnehmbar sind,
- die Person sich glücklich und voller Lebensenergie fühlt.

Ayurveda geht davon aus, dass es, um vollständig gesund zu sein, bei Weitem nicht ausreicht, von einer Abwesenheit von Krankheit auszugehen. Das Individuum muss sich glücklich fühlen und sich seiner selbst und seines Potenzials bewusst sein. Ayurveda sieht den Menschen als Ganzheit, und mit der Erkenntnis der individuellen Konstitution liefert Ayurveda ein tiefgreifendes Gesundheitskonzept, das Lösungen zur Vorbeugung als auch zur Behandlung von Krankheiten und dauerhaften Erhaltung der Gesundheit bietet.

Obwohl Ayurveda seinen Ursprung auf dem indischen Subkontinent hat, ist es jedoch universell für alle Menschen dieser Erde aufgebaut, unabhängig von Alter, Herkunft, Geschlecht und klimatischen Verhältnissen. Er bezieht alle Umstände mit ein und macht es leicht, sich als Individuum in einer Welt voller äußerer Einflüsse zurechtzufinden.

Dennoch ist die ayurvedische Weltsicht nicht linear, es gilt immer viele Aspekte zu beachten. Im Folgenden erwarten dich ein paar fremde Begriffe aus der altindischen Sprache Sanskrit. Lass dich nicht abschrecken, ich erkläre sie ausführlich. Sie stellen eine gute Basis dar, um ein tieferes Verständnis für Ayurveda zu erhalten.

Pancha Mahabhuta – Die fünf Elemente

Die Welt setzt sich aus fünf Elementen zusammen:
Erde, Wasser, Feuer, Luft und Äther.
So auch unser Körper. Er ist so etwas wie eine Welt im Kleinen.
Daher müssen alle diese Elemente im Körper im richtigen Verhältnis vertreten sein:
Reine Erde, reines Wasser, reines Feuer oder Sonnenlicht, reine Luft und freier Raum.

Mahatma Gandhi

Mikrokosmos und Makrokosmos sind nach der Lehre des Ayurveda eine untrennbare Einheit. Innen und außen, oben wie unten, grob- sowie feinstofflich sind aus Sicht der ayurvedischen Lehre wie zwei Seiten der gleichen Medaille und bedingen einander. Ohne die Existenz des einen würde das andere nicht sein. Alles Lebendige wird aus ayurvedischer Sicht geformt aus dem Zusammenspiel der fünf Elemente, Pancha Mahabhuta (pancha = fünf, maha = groß, bhuta = Geist).

- Raum/Äther (Akasha)
- Luft (Vayu)
- Wasser (Jala)
- Feuer (Teja)
- Erde (Prithivi)

In einem gesunden Körper und Geist sind die fünf Elemente in einem harmonischen Gleichgewicht.

Die fünf Elemente zeigen sich in Eigenschaften oder Funktionsformen auf der körperlichen und psychischen Ebene. In einem gesunden Körper und Geist sind die fünf Elemente in einem harmonischen Gleichgewicht. Eine disharmonische Verteilung oder Ansammlung führt zu Störungen und im weiteren Verlauf sogar zu Krankheiten.

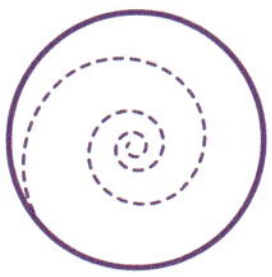

Äther – Akasha

Äther ist der Raum, in dem alles geschieht, und das subtilste aller Elemente. Umso schwerer können wir es erfassen. Das Element symbolisiert den Raum, den alles Lebendige benötigt, um zu wachsen, sich zu bewegen, zu kommunizieren und zu leben. Akasha steuert die Ausdehnung, Vibration und Widerstandslosigkeit.

Auf körperlicher Ebene steht das Raumprinzip für alle Hohlräume des oberen Atemsystems und Brustkorbs und den Magen-Darm-Trakt und steuert das Hörvermögen über die Ausdehnung der Schallwellen im Ohr.

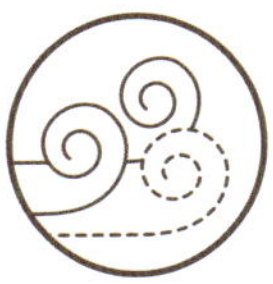

Luft – Vayu

Das Luftelement (vayu = Wind) ist sehr dynamisch und sorgt für einen raschen Austausch und Weitertransport von Informationen im Körper. Vayu initiiert und lenkt Bewegung und hält den Körper in ständiger Aktivität, selbst im Schlaf. Denn das Element Luft ist zuständig für den Herzschlag, die Darmbewegung, das Ein- und Ausatmen und den Tastsinn. Vayu steuert die Atmung, die Beweglichkeit der Gelenke und die Reizweiterleitung über die Nervenbahnen. Auch sorgt der Anteil von Luft in allen Organsystemen für Freiräume und die Möglichkeit von Bewegung für eine optimale Funktionsweise.

Wasser – Jala

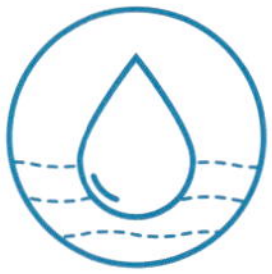

Das Element Wasser steht für alles, was sich in einem stetigen Fluss befindet. Wasser ist eine Trägersubstanz und ein Bindeglied. Diese Bindungsnatur des Wassers hilft bei der Bildung verschiedener Strukturen im Körper, da sie die Zellen miteinander verbindet. Daher wird diesem Element eine konstruktive Kraft zugeordnet.

Es bildet eine Verbindung zwischen allen Organsystemen und Zellen. Körperlich symbolisiert Wasser das Blut- und Lymphsystem, Nieren und harnableitende Organe, Speichel und die Zwischenzellflüssigkeiten. Das Wasserelement ist für die Regelung der Temperatur, die Bildung von Urin und Schweiß und den Abtransport von Abfallstoffen zuständig.

Feuer – Teja

Das Element Luft ist für die Bewegung zuständig. Wenn sich etwas bewegt, entsteht Reibung und dadurch Hitze oder Feuer. Dieses Element wird als Teja bezeichnet. Alle verschiedenen Formen der Umwandlung, einschließlich der Verdauung von Nahrungsmitteln, werden durch das Feuerelement durchgeführt.

Feuer steht für Transformation und Erneuerung und steuert alle Prozesse im Körper, bei denen es um Umwandlung und Energiegewinnung geht. Das Element aktiviert, transformiert und assimiliert alle Stoffe und Eindrücke, die wir aufnehmen. Feuer steuert also den gesamten Stoffwechsel. Es wandelt Feststoffliches in Feinstoffliches um und stellt uns damit die notwendige Energie für die Zellen zur Verfügung. Feinstofflich sorgt ein gut ausgewogenes Feuerelement für eine gute Ausstrahlung, Präsenz und Kreativität.

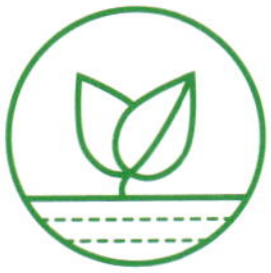

Erde – Prithivi

Prithivi symbolisiert alles, was fest und kompakt ist. In unserer Umwelt steht Erde für die Materie und verleiht Stabilität, Struktur und Halt. Der Begriff Prithivi bezeichnet den festen Boden, der uns hält, ist somit die Basis unseres Lebens.

Das Element Erde nährt die strukturellen Anteile des Körpers, die Knochen, Zähne, Haare, Muskeln, Sehnen, Bänder und Bindegewebe. Ein ausgewogenes Erd-Element bewirkt eine zufriedene, zuversichtliche und gesunde Lebenseinstellung. Auf mentaler Ebene verleiht uns das Element Kraft, Ausdauer, Potenz und Immunität. Es fördert mentale und körperliche Stabilität und Balance.

Doshas – Die drei Funktionsprinzipien des Lebens

Was immer den Menschen in seiner Verschiedenheit ausmacht, formt auch das Universum. Die Teile, die das Universum bilden, formen wiederum den Menschen.

Charaka Samhita

Die Mahabhutas, die fünf Elemente, verbinden sich zu drei Grundenergien oder Funktionsprinzipien, die sowohl in jeder kleinsten Zelle als auch im gesamten lebendigen Organismus gegenwärtig sind. Diese Funktionsprinzipien werden im Ayurveda als Doshas bezeichnet. Wörtlich übersetzt bedeutet Dosha „den Körper beeinflussender Faktor".

Die Doshas stehen für energetische Prinzipien. Sie regeln alle kleinen und großen Vorgänge im menschlichen Organismus.

Die Doshas stehen für energetische Prinzipien, die alles Leben erst möglich machen. Sie regeln alle kleinen und großen Vorgänge im menschlichen Organismus. Doshas sind dynamische und interaktive Kräfte, die alle physischen und mentalen Prozesse unseres Körpers, unseres Geistes und unseres Bewusstseins steuern. Die fünf Elemente bilden drei Doshas:

- Äther und Luft bilden zusammen das Vata-Dosha.
- Feuer und Wasser verbinden sich zum Pitta-Dosha.
- Wasser und Erde ergeben das Kapha-Dosha.

Ein ausgewogenes Verhältnis dieser Doshas bewirkt dauerhafte Gesundheit, Immunität und Resilienz (mentale Stärke). Vata steuert alle Bewegungen im Organismus, Pitta regelt alle Transformationsvorgänge und den Stoffwechsel, Kapha erhält die Struktur und Stabilität.

Ein überschießendes Dosha oder ein unterversorgtes Dosha kann jeweils zu Unwohlsein, Defiziten und sogar Krankheiten führen. Man fühlt sich „nicht in seiner Mitte". Jeder Mensch benötigt alle Doshas, um ein gesundes, glückliches und langes Leben, wie es im Ayurveda vorgesehen ist, zu führen. Dennoch sind wir in unterschiedlichen Lebensabschnitten und unter Einflüssen äußerer Faktoren wie Stress, Tagesrhythmus, familiäre Verhältnisse oder Jahres- und Tageszeiten Schwankungen der Dosha-Dominanzen ausgeliefert.

Aus Sicht des Ayurveda unterliegt jedes Lebewesen diesen Urkräften oder Funktionsprinzipien, den Doshas. Ein Mangel oder Überschuss einer dieser Kräfte führt zu Störungen des Gesundheitszustands und auf lange Sicht zu Krankheit. Jedes Dosha ist aufgrund seiner Eigenschaften für verschiedene Funktionen im Körper zuständig. Und obwohl jedes Dosha im ganzen Körper vorzufinden ist, gibt es Regionen, in denen sich seine Aktivität

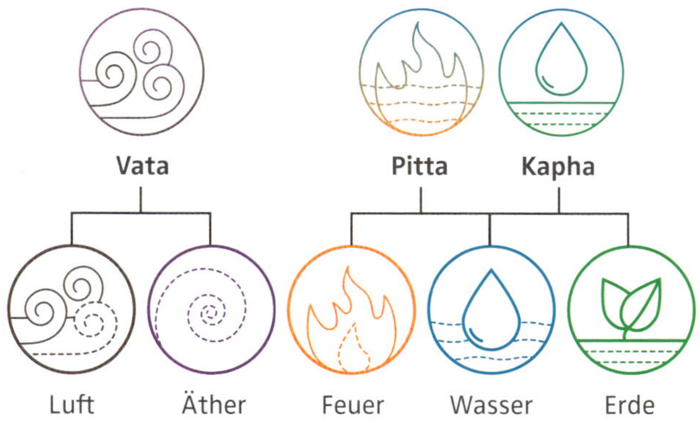

Die fünf Elemente bilden drei Doshas.

besonders ausprägt und wo auch die Hauptanfälligkeit für die jeweiligen Störungen liegt.

Vata – das Bewegungsprinzip

Vata setzt sich aus den Elementen Äther und Luft zusammen. Das Vata-Dosha steuert alle Bewegungsabläufe, die Atmung, den Herzschlag, das Nervensystem und das kreative, schöpferische Denken.

Eigenschaften: trocken, kalt, leicht, fein, mobil, nicht-schleimig und rau

Körperlich: Vata steuert alle schnellen Bewegungsabläufe im menschlichen Organismus. Insbesondere regelt Vata die Reizweiterleitung, das zentrale und das periphere Nervensystem, Bewegungen aller Organe wie die Lunge beim Ein- und Ausatmen, das Herz in seiner Pumpfunktion, den Darm für die Peristaltik und die Ausscheidungsfunktion von Urin und Stuhl und die Resorption von Stoffen.

Mental: Vata macht uns für die unmittelbare Wahrnehmung über unsere Sinnesorgane empfänglich. Es ermöglicht das abstrahierte Denkvermögen. Das Vata-Dosha sorgt für Bewegung und Veränderung.

Vata im ausgewogenen Verhältnis macht uns kommunikativ, kreativ, empathisch, leicht und freudvoll. Menschen mit einem ausgeglichenen Vata-Dosha schweben leichtfüßig, grazil und freiheitsliebend durchs Leben. Sie inspirieren andere und können wunderbar quervernetzt denken. Somit ist in jeder Gruppe ein Vata-Mensch derjenige, der auf die ausgefallensten Ideen kommt und kreative Prozesse anstoßen kann.

Pitta – das Transformations- und Stoffwechselprinzip

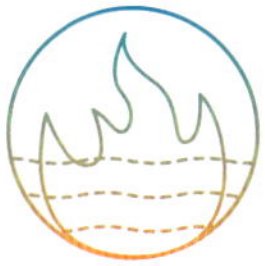

Pitta setzt sich aus den Elementen Feuer (Teja) und Wasser (Jala) zusammen. Das Pitta-Dosha regelt den Stoffwechsel, die Verdauung, das Sehvermögen, die Körpertemperatur, den Intellekt und den klaren Verstand.

Eigenschaften: leicht ölig, heiß, scharf, flüssig, durchdringend und mobil

Körperlich: Pitta ist für alle Transformations- und Stoffwechselvorgänge zuständig. Es regelt die Körpertemperatur und versorgt den Organismus mit Wärme. Das Pitta-Dosha regelt die Leistung des Stoffwechsels, indem es das Hunger- und Sättigungsgefühl sowie den Durst steuert. Pitta transformiert somit die feststoffliche Nahrung in feinstoffliche Energie und sorgt für den Abtransport der Reststoffe über Stuhl, Urin und Schweiß. Ist Pitta in Balance, sorgt es für eine gut durchblutete und rosige Haut und eine sehr gute Verdauung. Pitta steuert außerdem das Sehvermögen und das klare Denken. Ein gesundes Pitta-Dosha verleiht eine gute Ausstrahlung.

Mental: Das Pitta-Dosha schärft den Verstand und die Sinne. Es macht uns präzise, durchsetzungsstark und effizient. Dieses Dosha ist für die Willensbildung und feurige Durchsetzungskraft zuständig.

Menschen mit einem ausgewogenen Pitta sind gute Anführer und haben genügend Disziplin und Ausdauer, ihre Pläne bis zum Ende zu führen. Pitta identifiziert sich sehr über das Resultat der ausgeführten Handlungen. Pitta mag den Wettkampf und die Herausforderung und kann viel Freude und Tatendrang versprühen. Diese Menschen haben eine charismatische Ausstrahlung und zeigen sich mutig und tapfer.

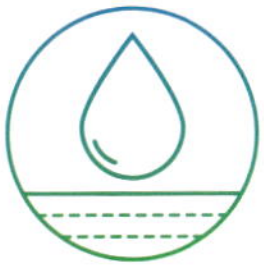

Kapha – das Strukturprinzip

Kapha setzt sich aus den Elementen Wasser und Erde zusammen. Das Kapha-Dosha sorgt für Aufrichtung und Stabilität des Skeletts, einen ausgewogenen Flüssigkeitshaushalt in den Zellen, Festigkeit und Struktur im Bindegewebe sowie Ausdauer und Geduld.

Eigenschaften: schwer, kalt, weich, ölig, glatt, träge, fest/unbeweglich, schleimig und feucht

Körperlich: Kapha ist zuständig für alles, was dem Körper Halt und Struktur verleiht. Es sorgt für die stabile und flexible Stützfunktion des Skeletts und einen flexiblen und belastbaren Bewegungsapparat. Das Kapha-Dosha formt die Muskulatur, die Sehnen, die Bänder und die bindegewebigen Strukturen der Organe. Es sorgt für eine straffe und gut befeuchtete Haut bis ins hohe Alter und erhält die Immunität und körperliche und mentale Ausdauer. Wenn Kapha ausgewogen ist, führt es zu einem ausgeglichenen, harmonischen Äußeren. Die Haut ist vital und bildet kaum Falten, das Bindegewebe ist stabil und fest und die Gelenke sind beweglich und weich.

Mental: Das Kapha-Dosha erzeugt planerisches und strukturiertes Denkvermögen. Dieses Dosha bringt mentale Stärke und Nachhaltigkeit im Handeln. Kapha erzeugt Ruhe, Gelassenheit und Harmonie im Geiste. Menschen mit viel Kapha versorgen ihr Umfeld mit einer Extraportion an Halt und Geborgenheit. Sie sind mütterlich und behüten Familie und Freunde gerne. Im Team sind sie unersetzlich, da sie selbst in stressigen Momenten nicht aus der Ruhe kommen und für eine stabile Basis sorgen. Sie mögen die Detailarbeit und machen keine Flüchtigkeitsfehler.

Die Eigenschaften der Doshas auf einen Blick

DOSHA	ELEMENT	EIGENSCHAFTEN
Vata	Äther/Luft	trocken, kalt, leicht, fein, mobil, nicht-schleimig und rau
Pitta	Feuer/Wasser	leicht ölig, heiß, scharf, flüssig, durchdringend und mobil
Kapha	Wasser/Erde	schwer, kalt, weich, ölig, glatt, träge, fest/unbeweglich, schleimig und feucht

Prakriti – Die sieben individuellen Konstitutionen

Die Erhaltung der Gesundheit beruht auf der Gleichstellung der Kräfte. Gesundheit dagegen beruht auf der ausgewogenen Mischung der Qualitäten.
Hippokrates

Jeder Mensch verfügt über eine individuelle Kombination der drei Doshas, die seine Konstitution und Persönlichkeit ausmachen, die uns von Geburt an gegeben ist. Je nach Ausprägung der Doshas werden wir sowohl im äußerlichen als auch im mentalen Erscheinungsbild geprägt. Sie bestimmen unseren Charakter, die Emotionen, Leistungsfähigkeit, Intelligenz und Aussehen. Sie bilden Prakriti. Prakriti, wörtlich übersetzt „Urnatur", ist die eigene Natur, die eigenen Fähigkeiten, das Temperament, die Persönlichkeit. Prakriti ...

- bildet sich aus den Anteilen aller angeborenen Eigenschaften,
- ist die genetische Disposition,
- entsteht nach ayurvedischer Auffassung zur Zeit der Befruchtung und wird bestimmt von mütterlichen Faktoren, väterlichen Faktoren, dem Zustand der Gebärmutter und Umwelteinflüssen zu dieser Zeit und dem Verhalten und der Ernährung der Mutter während der ersten Schwangerschaftsmonate.

Die Erkenntnis und Akzeptanz der eigenen Konstitution

Im Ayurveda geht es um die Erkenntnis und Akzeptanz der eigenen Konstitution. Ziel ist es, die Kräfte von Vata, Pitta und Kapha entsprechend der individuellen Konstitution unter Berücksichtigung der äußeren Einflussfaktoren im Gleichgewicht zu halten. Du solltest niemals danach streben, deine gegebene Konstitution zu verändern, da es deiner körperlichen und mentalen Gesundheit und Immunität sehr schaden und zu Krankheit führen würde. Ein ruhiger und gesetzter Kapha-Typ sollte sich seiner Konstitution entsprechend verhalten, ernähren und bewegen und wird eine stabile Gesundheit und wunderschöne Ausstrahlung erhalten. Leider herrscht in unserer Gesellschaft ein Schönheitsideal für Frauen vor, das sehr dem Vata-Typ ähnelt – ich warne jedoch davor, sich gegen seine individuelle Konstitution dorthin hungern zu wollen.

Vielleicht fragst du dich nun, welcher Konstitutionstyp du sein könntest. Vielleicht stellst du fest, dass du von mehreren Doshas Anteile oder sogar alle auf dich beziehen kannst. Das ist nicht ungewöhnlich, denn in den seltensten Fällen werden wir von nur einem Dosha regiert. In jedem Menschen sind die beschriebenen Kräfte aktiv. Je nach den Anteilen daran unterscheidet das Ayurveda Konstitutionstypen, die Körperbau und Persönlichkeit klassifizieren.

Es gibt sieben individuelle Konstitutionstypen, doch in den seltensten Fällen werden wir von nur einem Dosha regiert.

Es gibt sieben individuelle Konstitutionstypen. Die singulären, die dualen, die zwei umfassen, und sogar einen, in dem alle drei Doshas vorherrschend sein können. Die Mischkonstitutionen können unterschiedlich stark ausgeprägt vorliegen und von einem Ayurveda-Arzt per Befragung und körperlicher Diagnose sehr genau im Rahmen einer Konstitutionsermittlung bestimmt werden. Mit der Erkenntnis und der dauerhaften Stabilisierung über konstitutionsoptimierte Ernährung, Lebensweise und Reinigungsmethoden kann jeder Mensch dauerhafte Gesundheit und ein stabiles Immunsystem erlangen.

Die sieben Konstitutionstypen:

- Vata-Konstitution
- Pitta-Konstitution
- Kapha-Konstitution
- Vata-Pitta-Konstitution
- Vata-Kapha-Konstitution
- Pitta-Kapha-Konstitution
- Vata-Pitta-Kapha-Konstitution (Tridosha)

Welcher Typ bin ich?

Loka samasta sukhino bhavantu – Mögen alle Lebewesen der Welt glücklich sein.

Segensmantra für alle Wesen

Nun möchtest du bestimmt erfahren, welche Konstitution bzw. welches Prakriti dir innewohnt. Vielleicht hast du dich schon in einer Beschreibung gut erkannt, bist aber nicht ganz sicher. Es ist nicht immer leicht, sich selbst einzuschätzen, und der sprichwörtliche „Balken im eigenen Auge" ist dabei auch nicht besonders nützlich.

Damit dir die Selbsteinschätzung etwas leichter fällt, habe ich dir einen kleinen Test zur Ermittlung deines Konstitutionstyps zusammengestellt. Bitte nimm diesen Test nicht als Ersatz für eine 1:1-Konsultation! Er ersetzt keinesfalls das geschulte Auge einer versierten Ayurveda-Therapeutin, die detailliert unter Berücksichtigung verschiedenster körperlicher Untersuchungsmethoden wie Puls-, Zungen- und Antlitzdiagnose deine Konstitution und gegebenenfalls auch Störungen einschätzen und interpretieren kann. Möchtest du es also so richtig wissen, empfehle ich eine Konsultation beim Experten. Aber natürlich lieben wir alle Tests, denn sie helfen uns im Rahmen der Selbstreflexion immer auch auf die Sprünge.

Die Erkenntnis deiner Konstitution kann dich wie ein Fahrplan durch alle Lebenssituationen, Ernährungsrichtlinien und Lebensabschnitte unterstützen.

So individuell wie die Farben auf einer Künstlerpalette sind auch die einzelnen Elemente in dir wirksam und werden sich wie ein roter Faden durch dein Leben ziehen. Wie fade wäre unser Leben ohne diese wundervolle Vielfalt? Alle Konstitutionstypen sind einzigartig und haben ihre Berechtigung! Es gibt wie immer im Leben Vorzüge wie auch Nachteile einer bestimmten Veranlagung. Die Erkenntnis deiner Konstitution ist nicht immer auf Anhieb möglich, wenn du sie aber einmal ermittelt hast, kann sie dich unterstützen wie ein Fahrplan durch alle Lebenssituationen, Ernährungsrichtlinien und Lebensabschnitte.

Wie machst du den Test? Du kannst in jeder Zeile ein, zwei oder sogar drei Kreuze machen. Zähle nun in jeder Spalte von oben nach unten die entsprechenden Kreuze zusammen. Wo hast du die meisten Punkte? In den allermeisten Fällen wird sich eine Mischkonstitution zeigen. So würden am Ende der Spalten ähnlich viele Punktzahlen zusammenkommen. Auf den weiteren Seiten kannst du dann mehr zu deiner Konstitution, zu den Dos and Don'ts und der praktischen Umsetzung erfahren.

Du kannst den Test auch online auf meiner Website machen: (www.ayurvedacademy.de/konstitutionstest). So bekommst Du Deine Auswertung automatisch per Mail zugeschickt.

Test zur Ermittlung deines Konstitutionstyps

VATA		PITTA		KAPHA	
KÖRPERLICHE ERSCHEINUNG					
Ich bin schlank und feingliedrig.	○	Ich bin durchschnittlich gebaut, mein Körperbau ist von mittlerer Statur.	○	Ich bin untersetzt, eher schwer und habe eine stabile Statur.	○
Es fällt mir schwer, Gewicht zuzunehmen, besonders bei Stress nehme ich eher ab.	○	Ich halte ein Gewicht mit wenigen Schwankungen über viele Jahre.	○	Ich nehme rasch zu und es fällt mir nicht so leicht, wieder abzunehmen.	○
Meine Haare sind fein und dünn.	○	Meine Haare sind normal, tendenziell zu trocken.	○	Ich habe kräftige und volle Haare.	○
Ich habe eher sprödes und glanzloses Haar.	○	Ich habe Geheimratsecken oder meine Haare sind frühzeitig ergraut.	○	Ich habe dichtes, leicht fettiges und welliges Haar.	○
Meine Augen sind trocken und besonders empfindlich bei windigem Wetter.	○	Meine Augen haben eine Tendenz zu Rötungen und sind lichtempfindlich.	○	Meine Augen sind gut befeuchtet und glänzend.	○
Meine Haut ist eher dünn und neigt zur Faltenbildung.	○	Meine Haut ist empfindlich und neigt zu Irritationen und Rötungen.	○	Meine Haut ist robust, weich und gut befeuchtet.	○
Meine Zähne sind unregelmäßig geformt und eher klein.	○	Meine Zähne sind gelblich und ich tendiere zum Zahnfleischbluten.	○	Meine Zähne sind groß, weiß, gesund und regelmäßig geformt.	○
Ich bin gern und viel in Bewegung.	○	Ich brauche Sport zum Ausgleich und gehe gern an meine Grenze.	○	Ich sollte mich mehr bewegen, fühle mich aber manchmal dafür zu antriebsarm.	○

▶▶

Ich habe körperlich eine gute Schnellkraft, aber wenig Ausdauer. ○	Ich mag gern sportliche Herausforderungen und den Wettkampf. ○	Ich kann gut Ausdauersport treiben. ○
Ich kann nicht gut Muskulatur aufbauen. ○	Ich habe einen guten und sichtbaren Muskeltonus. ○	Ich bin sehr kräftig, aber die Muskulatur ist nicht sichtbar. ○
Ich kühle schnell aus, besonders meine Hände und Füße werden kaum warm. ○	Ich bin empfindlich gegen Hitze und werde dann gereizt. ○	Mein Gewebe ist eher kühl, ich mag es eher warm und trotzdem luftig. ○
Ich schwitze nur spärlich, selbst in der Sauna oder beim Sport. ○	Ich neige beim Sport oder bei Wärme zu starkem Schwitzen. ○	Ich schwitze erst nach längerer Wärmeeinwirkung oder Ausdauersport, aber dann üppig. ○

MENTALES BEFINDEN

Ich erledige gern viele Dinge gleichzeitig und bin stark im Netzwerken und in der Kommunikation. ○	Ich bin effizient und erledige die Dinge gern zügig. ○	Ich bin ein Organisationstalent. Ich bin strukturiert und sortiere sehr gerne. ○
Ich arbeite gern kreativ und sprühe vor Ideen. ○	Ich bin zielstrebig und arbeite gern in leitender Funktion. ○	Ich arbeite gern planerisch und im Detail. ○
Ich bin rasch von einer Sache begeistert und teile dies gern mit anderen. ○	Ich bin analytisch und gehe mit Strategie und Kalkül vor. ○	Ich habe viel Ausdauer und Geduld und bringe meine Arbeit zu Ende. ○
Kleinste Disharmonien im sozialen Umfeld machen mich nervös und stören meine Konzentration. ○	Ich mag das klärende Gewitter und kann gut mit Konflikten umgehen. ○	Streitigkeiten bringen mich nicht so leicht aus der Ruhe, bis der berühmte Tropfen das Fass zum Überlaufen bringt. ○

Ich habe ein sehr gutes Kurzzeitgedächtnis und begreife in kurzer Zeit sehr viel, vergesse aber auch rasch wieder. ○	Ich merke mir das Notwendige gut und kann auf darauf rasch zugreifen. ○	Ich habe ein gut funktionierendes Langzeitgedächtnis und lerne zwar langsam, aber merke mir alles über einen langen Zeitraum. ○

SCHLAF UND TRÄUME

Mein Schlaf ist unstet, ich brauche viel Schlaf, komme nur nicht dazu. ○	Ich schlafe gut und fest und bin am Morgen gut regeneriert. ○	Ich schlafe gern lange und tief, habe dann aber Probleme mich für den Tag zu motivieren. ○
Ich habe ein lebhaftes, fantasievolles Traumleben, es hat wenig Bezug zu meiner Realität. ○	Ich kann mich an meine Träume kaum erinnern; wenn, dann sind es eher die erlebten Alltagsthemen. ○	Ich habe viele und intensive Träume von Natur und Tieren. ○

IMMUNSYSTEM

Ich bin recht anfällig für Krankheiten und habe mehrere Infekte im Jahr, von denen ich mich nur schwer erhole. ○	Ich bin nicht so empfindlich gegen Infekte und überwinde diese rasch. ○	Ich habe nicht so häufig Infekte, aber wenn, dann erhole ich mich nur langsam davon.
Ich bin empfindlich gegen Kälte und Wind. ○	Ich vertrage Hitze und viel Sonne nicht gut. ○	Ich bin besonders anfällig für Krankheit, wenn kaltes, feuchtes Wetter vorherrscht.
Ich neige zu Sorgen, Nervosität und innerer Unruhe. ○	Ich fahre rasch aus der Haut, bin manchmal wütend und zu dominant. ○	Ich fühle mich öfter antriebsarm, schwer und traurig. ○

▶▶

APPETIT UND VERDAUUNG

Ich vergesse oft, die regelmäßigen Mahlzeiten einzunehmen, und lasse auch mal eine aus. ○	Ich brauche regelmäßig meine Mahlzeiten, sonst leidet meine Leistung darunter. ○	Ich esse gern mindestens drei Mahlzeiten am Tag und das gern und mit Genuss, manchmal leider zu viel. ○
Mein Durstgefühl ist nicht ausgeprägt. Es kommt vor, dass ich auch mal viele Stunden nichts getrunken habe und mich dann ausgetrocknet fühle. ○	Ich habe viel Durst und trinke am liebsten kühlende Getränke und vergesse das Trinken nicht. ○	Ich habe kaum Durst und brauche selbst bei warmen Temperaturen nicht viel Flüssigkeit. ○
Meine Verdauung ist jeden Tag anders und ich reagiere auf manche Nahrungsmittel schnell empfindlich. ○	Ich habe einen regen Stoffwechsel und kann selbst schwer verdaubare Nahrung gut verwerten. ○	Meine Verdauung ist manchmal träge, und häufig fühle ich mich nach dem Essen schwer und müde. ○
Punktzahl: ___________	**Punktzahl:** ___________	**Punktzahl:** ___________

Die Fragilen – Vata-Konstitution

Typische Merkmale eines Vata-Typen

Wenn du im Test vorwiegend oder sogar ausschließlich hier deine Kreuze gemacht hast, bist du wahrscheinlich ein schlanker, zierlicher Mensch, deine Haut ist sehr fein und hat die Tendenz zu Trockenheit und ist besonders im Winter sogar rissig. Es ist nicht leicht für dich, Muskulatur aufzubauen, und deine Gelenke und Venen sind gut sichtbar.

Dein Geist ist aktiv und rege und du hast Probleme, zur Ruhe zu kommen. Dein Leben ist von großer Dynamik und Geschwindigkeit geprägt und du tust dich schwer, deinem Leben einen

Rhythmus zu geben. Regelmäßigkeit und Kontinuität sollten fest in deinem Tagesablauf eingeplant sein, sonst verlierst du rasch den roten Faden. Du bist manchmal unentschlossen und unzuverlässig. Meist beginnst du enthusiastisch eine neue Tätigkeit und stellst mittendrin fest, dass deine Energie dich verlässt. Du reagierst empfindlich auf Zeitdruck und wirst dann fahrig und sprunghaft.

Deine Intelligenz ist ausgezeichnet, du hast eine sehr schnelle Auffassungsgabe. Allerdings bist du manchmal vergesslich und verlierst den Überblick. Du hast viele Freunde und Bekannte, aber meist nur für kurze Zeit, denn deine Werte und Vorlieben sind zum Teil sehr instabil.

Deine Sinne sind sehr reagibel. Du bist empfindsam für Geräusche, Licht und Berührung. So ist es kein Wunder, dass du ebenso sensibel auf Kunst, Musik, gute Gespräche, sanfte Massagen und meditative Praktiken reagierst. Du besitzt ein hohes Maß an Empathie, Sensibilität und Feingefühl und wirst dafür sehr von deinen Mitmenschen geschätzt.

Vata-Typen sind kreativ und unkonventionell und im Team inspirierende Impulsgeber.

Du bist kreativ und unkonventionell und bist im Team für viele Denkanstöße und überraschend andere Wege ein Impulsgeber und inspirierst deine Mitmenschen.

Vata-Menschen reisen gern und lassen sich gern von Musik, Kunst und feinem Essen anregen. Sie sollten ein gutes soziales Umfeld pflegen und möglichst einen gut geerdeten Partner an der Seite haben. Wenn dieser auch noch gerne kocht, kann einem Vata-Menschen fast nichts mehr passieren. So ist es besonders wichtig für die reine Vata-Konstitution, auf Regelmäßigkeiten in Bezug auf berufliche und soziale Aktivitäten zu achten. Ebenso sollte Struktur den Tagesablauf prägen.

Du bist von Geburt an zartbesaitet und hast feine Sinne. Das führt in einer Welt der Reizüberflutung zu einer Überforderung deines fragilen Nervensystems. Du neigst dazu, deine Grundbedürfnisse nach angemessener Nahrung, Pausen, Schlaf und körperlicher Zuwendung im Trubel zu ignorieren. Das Resultat sind

Nervosität, Erschöpfung und ein überreiztes Nervensystem. An Schlaf ist dann schon bald nicht mehr zu denken, hinzu kommen Nervenzuckungen und unklare Schmerzzustände im Bewegungsapparat. Der reine Vata-Typ sollte unbedingt auf gut angepasste Routinen und Ruhepausen achtgeben, um nicht zu sehr in ein Defizit zu geraten.

Deine Gedanken und Gefühle gehen in besonders stressigen Phasen mit dir durch und du hast die Tendenz, dir zu viele Sorgen zu machen. Du verlierst mitunter den roten Faden und wirst unter Druck fahrig und unkonzentriert. Zentriere dich mit Meditation, sanften Yogaübungen und Achtsamkeitstraining. Frei nach dem japanischen Sprichwort „Wenn du es eilig hast, geh langsam, wenn du es noch eiliger hast, mach einen Umweg".

Tipps für den Alltag eines Vata-Menschen

- Lass keine Mahlzeit aus und iss möglichst drei warme und gehaltvolle Mahlzeiten am Tag.
- Geh möglichst bis spätestens 22 Uhr ins Bett und schlafe mindestens acht Stunden.
- Lege auch tagsüber ausreichend Ruhepausen ein.
- Versuche zu viele starke Stimulanzien und Reize zu vermeiden: große Menschenmengen, laute Musik, zu viel Sport, langes Fasten, starke Temperaturschwankungen, langes Fernsehen, zu viel Alkohol, Kaffee, Drogen und Sex.
- Trink vor dem Schlafengehen eine Tasse heiße Mandelmilch mit 1 EL Ghee. Das spendet Kraft, verleiht dir einen tiefen Schlaf und beugt der Tendenz zur Verstopfung vor.
- Achte darauf, auch während des Tages genug warme Getränke zu dir zu nehmen.
- Moderate sportliche Betätigungen und meditative Übungen sind sehr wichtig, um deinen mitunter rastlosen Geist zu kontrollieren und deinem Bewegungsdrang nachzukommen.
- Für dich wäre es optimal, wenn du dich mit fürsorglichen

Kapha-Typen umgibst, die Halt und Struktur in dein Leben bringen können.
- Suche dir ein freundliches und fürsorgliches soziales Umfeld. Es wird dir leichter fallen, dich geborgen und sicher zu fühlen, wenn es Menschen gibt, mit denen du dich austauschst. Zelebriere gemeinsames Essen und pflege einen regelmäßigen Austausch und Verbindlichkeiten. Dein überaktiver Geist und deine Tendenz, sich zu viele Sorgen zu machen, werden damit deutlich weniger.
- Gönne dir besonders in der kalten Jahreszeit häufiger mal eine Ölmassage. Dein Geist kommt zur Ruhe und du bekommst ein stabiles Körpergefühl. Damit beugst du zusätzlich deiner ständig trockenen Haut vor.

Ernährungsempfehlungen für Vata

Vor allem für dich als Vata-Mensch ist es besonders wichtig, drei geregelte, warme und gehaltvolle Mahlzeiten einzunehmen. So sehr dir das guttut, so sehr stresst dich aber auch der Gedanke daran. Du bist, wie schon beschrieben, gern in Bewegung, und Selbstfürsorge fällt dir nicht unbedingt leicht.

Die besten Nahrungsmittel für Vata sind:
- warm
- ölig/fettig
- befeuchtend
- süß
- salzig

Verzichte lieber auf diese Nahrungsmittel:
- kalte Nahrung (aus dem Kühlschrank)
- trockene Nahrung (z. B. Knäckebrot)
- bittere Nahrungsmittel
- längeres Fasten

- unregelmäßige Essenszeiten
- unsaubere, hektische, laute Atmosphäre während der Nahrungsaufnahme
- Es tut deiner Konstitution gut, wenn du …
- deine Mahlzeiten zu regelmäßigen Tageszeiten isst,
- du das gründliche Kauen übst,
- dein Essen in einer ruhigen und angenehmen Atmosphäre einnimmst.

Frühstück Als Vata-Typ solltest du möglichst nicht auf das Frühstück verzichten. Nimmst du gleich morgens ein leicht verdaubares und warmes Frühstück zu dir, wirst du gestärkt und wohlig durchwärmt in den Tag starten können. Es tut dir insbesondere morgens sehr gut, einen warmen, gehaltvollen Getreidebrei mit leichter Süße und ein paar Nüssen zu dir zu nehmen. Falls du morgens noch nichts essen kannst, solltest du eine gehaltvolle warme Mandelmilch mit ein paar Gewürzen zu dir nehmen.

Verzichte auf kalte (vermeintlich gesunde) Smoothies oder starken Kaffee. Zu starke Stimulanzien überreizen dich rasch, und kalte Getränke oder Nahrung am Morgen sorgen bei einer Vata-Konstitution für Blähungen und Verstopfungen.

Mittagessen Nimm möglichst zu regelmäßigen Zeiten dein Mittagessen ein. Idealerweise solltest du zwischen 12 und 14 Uhr eine gute Portion warm und energiespendend essen. Versuche, dich stressverursachenden Faktoren wie z. B. Essen während des Gehens, unangenehmen Gesprächen, lauter Geräuschkulisse und anderen starken Reizen zu entziehen, um nicht überstimuliert oder überreizt zu werden.

Während des Mittagessens solltest du deine Arbeit niederlegen und dich vollkommen auf das Einnehmen deiner Nahrung konzentrieren. Denn besonders für dich als Vata-Typ gilt: Nahrung ist Energie. Isst du in einer ästhetischen und harmonischen

Umgebung ein warmes, kräftigendes Mittagessen, wirst du dich den gesamten Tag über stabiler und vitaler fühlen. Ebenso zehrt dich „leere“ und kalte Nahrung in Hektik und Stress aus. Achte auf ein gutes Einspeicheln und Kauen deiner Kost. Diese Vorverdauung im Mund ist für dich die beste Prophylaxe gegen Bauchschmerzen und Luft im Bauch.

Dein Mittagessen sollte leicht verdaulich, frisch zubereitet, wohlriechend und energiespendend sein. Wurzelgemüse, duftender Basmatireis und gute Soßen besänftigen dein Vata rasch und nachhaltig. Nimm auch ein kleines Stück Eiweiß dazu, versuche aber, nicht im Übermaß tierisches Eiweiß zu konsumieren, da es für dich nicht so leicht verdaubar ist. Besser eignen sich als Eiweißquelle gut gewürzte Dals (Linsengerichte). Auch solltest du Rohkost und Salate nur als Kleinstbeilage wählen, da auch dafür dein Verdauungsfeuer nicht ausreicht. Stattdessen tut dir ein leckeres süßes Dessert gut und sorgt für ein wohliges Gefühl und einen guten Energiehaushalt für deinen weiteren Tag.

Das Mittagessen von Vata-Typen sollte leicht verdaulich, frisch zubereitet, wohlriechend und energiespendend sein.

Abendessen Eine warme Suppe tut dir selbst im Sommer gut, „hält Leib und Seele zusammen“ und sorgt für ein wohliges Durchwärmen und einen regenerativen Schlaf. Du darfst auch leicht verdaubare Kohlenhydrate dazu essen, wie eine Scheibe Dinkeltoastbrot, Kartoffeln oder duftenden Basmatireis. Als „Schlaftrunk“ trink warme Mandelmilch mit 1 TL Chyavanaprash (siehe Seite 131) nach dem Abendessen.

Sonstiges Du darfst gern etwas fettiger und gehaltvoller essen als alle anderen Konstitutionstypen. Aufgrund deines labilen Verdauungsfeuers (Agni) kommst du wohlmöglich besser mit kleineren Portionen zurecht und fühlst dich nach der Nahrungsaufnahme dann nicht zu schwer. Du darfst daher ohne schlechtes Gewissen naschen: eine kleine Energiekugel (Rezept siehe Seite 132), ein Toast mit hochwertigem Schokonussmuß, Datteln oder ein Stück Gebäck können dir helfen, deine energetischen Tiefpunkte am Vormittag und am Nachmittag auszugleichen.

Achte auf gute warme Getränke insbesondere in der kalten Jahreszeit: Tee, Chai oder warme Mandelmilch sollten immer auf deinem Tisch stehen. Du hast die Tendenz, deinen Appetit und deinen Durst zu vergessen, gerätst in ein energetisches Defizit und hast es dann mitunter schwer, wieder in deine Balance zu kommen.

Die Dynamischen – Pitta-Konstitution

Typische Merkmale eines Pitta-Typen

Pitta-Typen sind durchsetzungsstarke Optimisten und arbeiten meist in einer Führungsposition.

Du bist eine eindrucksvolle dynamische Person mit einem hohen Energiepotenzial. Du liebst es, alles zu geben und deine Grenzen voll auszuschöpfen. Meist arbeitest du in einer Führungsposition. Deine Konzentration und dein Gedächtnis funktionieren gut. Du lebst effizient, leistungsorientiert, dynamisch und zielgerichtet. Du bist praktisch veranlagt, der geborene Macher. Vor Menschen fällt es dir leicht zu sprechen, du liebst die Bühne. Manchmal bist du für deine Mitmenschen zu hitzköpfig und schnell. Du hinterfragst alles analytisch und kritisch, allerdings verträgst du selbst Kritik mitunter nicht gut. Du bist dir selbst der stärkste Kritiker und gehst mit deinen Defiziten recht unbarmherzig um.

Du wirst von deinem Umfeld als ein durchsetzungsstarker Optimist beschrieben, in Gesellschaft bist du ein fesselnder Alleinunterhalter mit einer durchdringenden Stimme und einem lauten mitreißenden Lachen. Deine Freunde suchst du mitunter nach ihrem Nutzen aus und hast wenige, aber dafür gute lang anhaltende Beziehungen. Vor Konflikten scheust du nicht zurück und erlebst sie als befruchtend und klärend, dabei bist du nicht nachtragend. Du liebst den Wettkampfsport und möchtest stets ganz vorn dabei sein.

Hitze ist für dich nicht gut verträglich. Im Sommer neigst du zum Schwitzen und verlierst zu viel Flüssigkeit, die du nur schwer wieder auffüllen kannst. Deine Haut ist meist hell und neigt zu Sonnenbränden. Auch führt übermäßige Hitze, sei es durch Sport, Sauna oder Sonne ausgelöst, zu der Tendenz, aggressiv, wütend und für dein Umfeld zu temperamentvoll zu reagieren. So wirkt sich auch Hunger aus: Du kannst kaum eine Mahlzeit auslassen und reagierst dann ebenso ungehalten.

Kein Wunder, denn deine Verdauung und dein Stoffwechsel arbeiten in der Regel schnell und effizient. Meist erfreust du dich einer wunderbaren Verdauung und hast einen effizienten Stoffwechsel. Wenn du unter besonderem Druck stehst, kann es sein, dass du sogar mit Durchfall reagierst und schnell wieder hungrig bist.

Du bist in all deinen Handlungen und Gedanken schnell und setzt diese Geschwindigkeit auch in deinem Umfeld voraus. Das setzt dich und andere (manchmal ohne es bewusst zu bemerken) unter enormen Leistungsdruck. Erfolg im Beruf und im Privaten ist dir sehr wichtig. Wenn du dein Ziel nicht erreichst, bist du rasch gereizt und kannst sogar wütend und ungerecht werden. Das wird noch verstärkt, wenn du ausgehungert oder überhitzt bist. Dein Umfeld weiß das meist schon, bevor du es registrierst, dennoch können Hilfeversuche auch falsch als Kritik verstanden werden. Hier bist du sehr empfindlich und wirst dann ungerecht.

Tipps für den Alltag eines Pitta-Menschen

- Versuche dein feuriges Temperament im Zaum zu halten. Sorge für körperlichen Ausgleich zum Job im Sport.
- Schaffe dir regelmäßig deine Regenerationszeiten.
- Meide starke Reize wie Hitze, lange Sonnenbäder, stickige Räume und langes Fasten.
- Lass möglichst keine Mahlzeit aus. Dein Umfeld wird es dir danken, denn du kannst sonst recht ungehalten werden.

- Iss nicht zu scharf, damit erzeugst du noch mehr Hitze im Verdauungskanal.
- Meide frittierte Kost, das ist für Pittas wie das sprichwörtliche Öl-ins-Feuer-Gießen, denn dein Magen kann darauf empfindlich reagieren.
- Trink nicht zu viel Kaffee und nur selten Alkohol. Besser ist ein Kräutertee und im Sommer eine kühle Zitronenlimonade oder Kokoswasser, um deinen starken Durst zu stillen.
- Halte dich nicht zu lange in der (Mittags-)Sonne auf, dein Feuer wird sonst zu sehr entfacht. Deinen Sommerurlaub solltest du in Wassernähe planen. Deine Haut reagiert meist sehr empfindlich auf zu viel Sonne und hat die Tendenz, auszutrocknen und Entzündlichkeiten und Röte hervorzubringen.
- Geh rechtzeitig (vor 22 Uhr ins Bett), damit du ausreichend Regeneration bekommst. Wenn du den „richtigen Absprung“ ins Bett verpasst, kann es sein, dass du noch mal ein Leistungshoch erlebst und nur sehr schwer zur Ruhe findest.
- Achtsamkeitsübungen, gewaltfreie Kommunikation oder Meditation helfen dir dabei, einen konstruktiven Zugang zu deinem Umfeld und dir selbst zu erlangen.
- Bewahre einen kühlen Kopf und schreibe ein Dankbarkeitstagbuch, damit du diese Energie nicht unnötig verschwendest.
- Treibe regelmäßig Sport. Eine Teamsportart fördert Toleranz und Mitgefühl und du kannst deinem Bewegungsdrang nachkommen. Du erhältst Ruhe, Gelassenheit und Zufriedenheit zum Lohn.

Ernährungsempfehlungen für Pitta

Du solltest als Pitta-Mensch besser keine der drei Hauptmahlzeiten auslassen. Du brauchst qualitativ hochwertige und eiweißhaltige Kost, damit du deinem Leistungsanspruch gerecht werden kannst. Denn du weißt es besser als jede andere Konstitution: Nahrung ist Energie. Dein Stoffwechsel verzeiht dir so manchen ernährungsbedingten Fehler. Dennoch bist du mental ausgeglichener und physisch leistungsfähiger, wenn du dich konstitutionsbezogen optimal ernährst.

Die besten Nahrungsmittel für Pitta sind:

- süß
- befeuchtend
- kühlend
- bitter
- herb
- nahrhaft
- ruhiges Essen in angenehmer Atmosphäre, ohne intensive Diskussionen

Verzichte lieber auf diese Nahrungsmittel:

- scharfe, heiße und austrocknende Nahrung
- ölige, frittierte und fettige Speisen
- zu viel Salz

Es tut deiner Konstitution gut, wenn du …

- nicht zu spät abends isst,
- regelmäßige Essenszeiten einhältst,
- keine Mahlzeit ausfallen lässt.

Frühstück Als Pitta-Mensch bist du bereits frühmorgens sehr hungrig. Kein Wunder, denn deine Verdauung funktioniert in der Regel wunderbar. Du solltest ein gehaltvolles und warmes Frühstück bevorzugen. Ideal ist ein warmer Getreidebrei aus Hafer, Dinkel oder Weizen mit ein paar gedünsteten Früchten, einer Handvoll Nüsse und einem natürlichen Süßungsmittel wie Dicksaft oder Kokosblütenzucker. Oder du frühstückst ein bis zwei Scheiben Dinkelvollkorntoast mit Butter und Honig. Ein grüner

Tee sollte reichen, um deine Lebensgeister zu wecken. Ein Kaffee kann besonders das Pitta-Temperament sehr reizen und könnte dazu beitragen, dich zu sehr zu stimulieren.

Pitta-Typen lieben exotische und gut gewürzte Gerichte.

Mittagessen Dein Mittagessen ist dir heilig. Du solltest jetzt die Hauptmahlzeit zu dir nehmen. Ein ausgewogenes Menü bestehend aus einer großen Portion Salat, Nudeln oder Reis, gut gewürztem Gemüse und einer Eiweißbeilage sind nun genau das Richtige für dich. Du hast die Wahl, als Eiweißbeilage Linsen- oder Hülsenfrüchte, helles Fleisch oder Fisch in guter Qualität zu nehmen. Du wirst einen kleinen Nachtisch sehr zu schätzen wissen. Besonders die Pitta-Konstitution braucht alle sechs Geschmacksrichtungen, um sich lange satt und ausgeglichen zu fühlen. Gerade deswegen liebst du exotische und gut gewürzte Gerichte. Ideal und besonders wohltuend ist es, wenn du alle sechs Geschmacksrichtungen in deiner Hauptmahlzeit mit aufnehmen kannst. Das macht dich zufrieden und ausgewogen.

Als Pitta-Mensch weißt du den Gehalt deiner Mittagsmahlzeit zu schätzen, stellt sie dir doch Energie für den Tag zur Verfügung.

Abendessen Du brauchst nach einem langen, arbeitsreichen Tag eine gute Abendmahlzeit. Nur dann fühlst du dich wohlig und zufrieden und wirst einen guten und regenerativen Schlaf bekommen. Ideal ist jetzt ein gehaltvolles Gemüsegericht aus dem Wok mit gut gewürzter Kokossoße, dazu Reis und eine kleine eiweißhaltige Beilage wie gebratener Tofu oder auch mal hochwertiges helles Fleisch wie Hühnchen oder Fisch.

Auch wenn dein Heißhunger dich manchmal fremdbestimmt, solltest du dich nicht davon diktieren lassen. Versuche dir ein paar Minuten Zeit zu nehmen, um dir schnell etwas zu kochen. Das typisch deutsche Abendbrot bekommt dir zwar, wird dir aber langfristig nicht die Energie zur Verfügung stellen, die du brauchst, und der Heißhunger ist dann nicht mehr weit.

Sonstiges Du hast die Tendenz zu übersäuern. Insbesondere wenn du nicht rechtzeitig eine deiner drei Mahlzeiten zu dir genommen hast, kommt es vor, dass du zu minderwertigen Nahrungsmitteln wie billigen Backwaren, Käse, fertigen Wurst- und Fleischprodukten und nicht zuletzt Kaffee und Alkohol greifst. Die Quittung dafür bekommst du sofort. Deine mentale und physische Leistungsfähigkeit wird darunter leiden und du bist viel schneller gereizt und aggressiv. Versuche also regelmäßig, gute Speisen in ausgezeichneter Qualität zu dir zu nehmen, denn besonders dein aktiver Stoffwechsel braucht hochwertigen Treibstoff. Nahrung ist schließlich Energie.

Die Strukturierten – Kapha-Konstitution

Typische Merkmale eines Kapha-Typen

Du bist der Fels in der Brandung. Dein Körper ist gut entwickelt mit rundlichen, weichen Konturen. Du bist wohlproportioniert und mitunter ein wenig stämmig. Du hast ein eine ausgeprägte Muskulatur und ein stabiles Bindegewebe. Deine Haut ist weich und selten anfällig für Trockenheit oder Faltenbildung. Sie gleicht einer Bananenpelle: robust, glatt und feinporig. Deine Haare sind dicht und kräftig bis ins hohe Alter. Deine Augen sind groß, ausdrucksvoll, mit dichten geschwungenen Wimpern. Die Inder sagen: „Kapha-Menschen haben Kuhaugen." Kühe sind in Indien bekanntlich heilig, daher ist dies als großes Kompliment zu verstehen.

Deine Immunität ist außergewöhnlich. Ayurvedisch betrachtet gehört der Kapha-Typ zu den langlebigsten aller Konstitutionstypen. Mental bist du sehr resilient und kaum etwas wirft dich aus der Bahn. Du bist einfach gut geerdet und verwurzelt. Daraus resultiert allerdings auch deine Schwachstelle: Wie die Erde, so hast auch du physisch eine Tendenz, Gifte und Wasser zu speichern. Nimmst du das falsche Glas Wasser zur falschen Tageszeit zu dir, wirst du an Gewicht zunehmen. So gehst du auch mit „mentalen Giften" um. Du bist sehr empathisch und einfühlsam und scheust Konflikte. Du hältst unangenehme zwischenmenschliche Situationen lange aus, bis der sprichwörtliche Tropfen das Fass zum Überlaufen bringt. Dann erst hältst du deine Gefühle nicht länger zurück und lässt unmissverständlich deinem Unmut freien Lauf.

Kapha-Typen sind meist geduldig, freundlich, zuvorkommend und unkompliziert.

Meist bist du geduldig, freundlich, zuvorkommend und unkompliziert. Im Team bist du dafür verantwortlich, Strukturen und Normen aufzubauen und einzuhalten. Du lernst zwar langsam, aber dafür vergisst du das Erlernte nie wieder. Eine einmal begonnene Aufgabe bringst du in jedem Fall zu Ende und bist dabei sehr gewissenhaft und genau. Andere beschreiben dich allerdings in deinem Arbeitstempo als zu langsam. Dein Chef liebt dich, weil du so belastbar bist, dich nichts aus der Ruhe bringt und du ihm flexibel zur Verfügung stehst.

Du pflegst lange und intensive soziale Kontakte und hast deine Freunde zum Teil schon seit der Grundschule. Von deinen Freunden wirst du geschätzt, weil du sehr zuverlässig mit ihnen durch dick und dünn gehst und ohne sie zu bewerten so nimmst, wie sie sind. Außerdem kommen sie dich sehr gern besuchen, weil es bei dir so gemütlich ist und du immer ein leckeres Essen mit dem passenden Getränk für sie bereithältst. Du bist ein guter und empathischer Zuhörer und kannst anvertraute Geheimnisse gut für dich behalten.

Du neigst dazu, bequem zu sein. Bewegung magst du nicht besonders: Veränderungen, Sport und Leistungsdruck gehst du lieber aus dem Weg. Stattdessen neigst du zu „Anhaftungen" und kannst Probleme haben, Materie wieder loszulassen, wenn sie dir nicht mehr guttut. Diese Angewohnheit macht dich manchmal zu einem leidenschaftlichen Sammler. Ebenso können Freundschaften und Gewohnheiten, die dir schaden, nicht mit Leichtigkeit aus deinem Leben verschwinden.

Kapha-Menschen haben einen Hang zum Übergewicht. Mental leidest du in einem unausgewogenen Zustand unter Antriebsarmut, Lethargie und Traurigkeit. Du schläfst und isst als Kompensation zum Teil zu viel und erlebst als Resultat noch mehr Schwere und Dumpfheit.

Tipps für den Alltag eines Kapha-Menschen

- Treibe möglichst täglich 30 Minuten Ausdauersportarten oder intensive Yoga-Asanas, bis du zu schwitzen beginnst.
- Mach täglich Atemübungen aus dem Yoga, um dir das fehlende Luftelement zu holen.
- Umgib dich mit kreativen und inspirierenden Menschen.
- Übe dich im kurzzeitigen Fasten (Intervallfasten klappt meist gut, indem du auf das Frühstück verzichtest und die letzte Mahlzeit bis um 19 Uhr einnimmst).
- Vermeide Zwischenmahlzeiten.
- Iss ab und zu scharfe und stimulierende Gewürze und Nahrungsmittel, um dein Verdauungsfeuer zu schüren.
- Nimm deine Mittagsmahlzeit mit den Geschmackrichtungen bitter und herb zu dir.
- Iss nur so lange, bis du satt bist.
- Trink ca. zwei Liter heißes Wasser über den Tag verteilt.
- Reise, tanze, lebe, lache.
- Bewege dich, so viel du kannst, und versuche mindestens einmal täglich für mindestens zehn Minuten mit Bewegung ins Schwitzen zu kommen. Nimm z. B. das Fahrrad für den Weg zur Arbeit oder steige früher aus der Bahn aus und geh den restlichen Weg zu Fuß.
- Wenn du im Büro arbeitest, steh häufiger mal auf und bewege, recke und strecke dich ausgiebig.
- Schlaf nicht zu lange und steh möglichst schon vor 6 Uhr morgens auf.
- Suche dir fordernde, dynamische Hobbys und Teamsportarten.

- Friss Ärger und Kummer nicht in dich hinein und versuche deinen Gefühlen offensiver Luft zu machen.
- Kompensiere unangenehme Gefühle nicht mit Essen.
- Lass deinem Magen Platz zum Arbeiten. Wenn du anfängst, Luft aufzustoßen, so ist dies ein Zeichen für eine gute und ausreichende Magenfüllung.
- Du genießt gerne und findest manchmal bei Feiern nicht das richtige Maß. Nimm bei Events lieber viele kleine Portionen und iss dafür quantitativ weniger.
- Lass das Frühstück auch mal ausfallen und trink stattdessen heißes Wasser und Ingwertee.
- Warte, bis sich ein „ehrliches" Hungergefühl einstellt und dein Magen auch mal knurrt.
- Lass zwischen den Mahlzeiten vier bis fünf Stunden Pause und verzichte auf Zwischenmahlzeiten und Snacks.

Ernährungsempfehlungen für Kapha

Die besten Nahrungsmittel für Kapha sind:

- trocken
- leicht
- warm
- scharf und bitter

Verzichte lieber auf diese Nahrungsmittel:

- Süßes
- Saures
- Weißmehlprodukte und süßes Gebäck
- fettig Gebratenes, ölig Eingelegtes oder Frittiertes
- sehr salzige Lebensmittel
- (eis-)kalte Nahrungsmittel
- Käse
- tierische Milch
- große Mengen Rohkost

Frühstück In der Regel ist dein Hunger am Morgen noch nicht sehr ausgeprägt. Warte, bis du ein echtes Hungergefühl entwickelt hast, was mitunter bis zur Mittagszeit dauern kann. Nimm dein Frühstück also so spät wie möglich ein oder lass es ganz einfach aus. Ein heißes Wasser, ein Ingwertee, oder ein Hafermilchkaffee genügt dir in der Regel. Wenn dir diese Umstellung am Anfang noch schwerfällt, halte einfach ein paar Mandeln bereit und kaue sie lange, falls du ein wenig Hunger bekommst. Trink außerdem im Laufe des Vormittags viel heißes Wasser.

Kapha-Typen sollten am Morgen warten, bis sich wirklich der Hunger aufs Frühstück einstellt.

Mittagessen Das Mittagessen sollte die Hauptmahlzeit für dich darstellen. Du solltest ein gut gewürztes Gemüsegericht mit den verdauungsanregenden Gewürzen Ingwer, Kreuzkümmel, Chili, Kurkuma, schwarzer Pfeffer zu dir nehmen. Dein Verdauungsfeuer kannst du durch die Einnahme des Agni-stimulierenden Elixiers (Rezept siehe unten) schüren. Verzichte auf den Nachtisch und mach einen kleinen Spaziergang an der frischen Luft. Ein kleiner Espresso wird deine Lebensgeister für den restlichen Tag wecken. Vermeide es unbedingt, dich nach der Mittagsmahlzeit schlafen zu legen, du fühlst dich sonst den gesamten Tag über schwer und antriebsarm.

Abendessen Nimm ein leichtes Abendessen zu dir, bestehend aus einer gut gewürzten Gemüse- oder Linsensuppe, Eintöpfen, Gemüse vom Blech oder Wokgemüse. Nach 19 Uhr solltest du möglichst nichts mehr essen. Sollte dich der Heißhunger doch noch erwischen, versuche heißes Wasser zu trinken.

Sonstiges Überwinde dein Phlegma und finde einen Ausweg aus der Lethargie. Vermeide zu langes Schlafen und Tagesschlaf. Du brauchst unbedingt Bewegung.

Die Visionäre – die Vata-Pitta-Konstitution

Typische Merkmale eines Vata-Pitta-Typen

Stell dir einen Waldbrand vor, der vom Wind noch stärker entfacht wird. Hier kommen zwei dynamische und schnelle Kräfte zusammen, die kaum zu kontrollieren sind. Du lebst intensiv und dynamisch und liebst die Abwechslung. Du bist schnell im Geiste und in all deinen Handlungen. Deine Auffassungsgabe ist enorm. Dein Verstand ist scharf und präzise.

Du bist kreativ, sprühst vor Ideen und Lebensfreude, bist empathisch, überzeugend, mitreißend, fantasievoll und bereicherst jede Teamsitzung mit deinen unkonventionellen Lösungen. Allerdings kann es dir passieren, dass du für manche Mitmenschen viel zu schnell in deinen Handlungen und Gedanken bist und damit die Tendenz hast, andere zu überfordern. Menschen, die etwas langsamer sind und strukturierter vorgehen, können dir zwar sehr auf die Nerven gehen, tun dir aber auf lange Sicht gut, da sie dich lehren, dein Tempo etwas zu drosseln. Insbesondere in der Partnerschaft solltest du jemanden wählen, der diese Struktur mitbringt.

Deine Ideale sind hoch. Wenn du einmal für ein Thema oder einen Job „brennst“, bist du so schnell nicht mehr zu bremsen. Leider bringen dein hoher Idealismus und dein Hang zum Perfektionismus die Tendenz mit sich, dass du dich rasch für eine Sache verausgabst. Dann kann es passieren, dass du dich völlig ausgezehrt, wie verbrannt und leer fühlst und es dir sehr schwerfällt, deine Kräfte zu reaktivieren. Dein kleiner „Waldbrand“ hat deine Energiereserven verzehrt. Deine Sinneseindrücke sind sensibel und du nimmst vieles sehr unmittelbar wahr.

Vata-Pitta-Typen reagieren sensibel auf Hitze und Trockenheit.

Die Vata-Pitta-Konstitution ist von allen Typen die, die am sensibelsten auf Hitze und Trockenheit reagiert. Dies kann sich besonders auf der Haut und der Schleimhaut zeigen. Meist neigen diese Konstitutionen zu empfindlicher und gereizter Haut und du benötigst viel Hautpflege. Deine sensible Haut hat die Tendenz, rasch Falten zu bilden.

Auch innerlich können deine Schleimhäute rasch austrocknen, du hast ein ausgeprägtes Durstgefühl und die Neigung, im Sommer oder nach dem Sport rasch zu dehydrieren.

Körperlich magst du kraftvolle und dynamische Sportarten und möchtest deine Grenzen spüren. Du hast auch dort die Veranlagung, dich zu verausgaben und dich nur unter Mühe wieder aufladen zu können. Sorge auch beim Sport gut für dich und leg dir Müsliriegel und ausreichend elektrolythaltige Flüssigkeit parat, damit du deine Energiereserven rasch wieder auffüllen kannst. Achte auf deine Grenzen und überschreite sie nicht zu häufig in Bezug auf deine Arbeit und deine sportlichen Aktivitäten.

Tipps für den Alltag eines Vata-Pitta-Menschen

- Du machst dir selbst viel Druck und neigst dazu, dich völlig auszuzehren. Bekomme ein Gefühl für deine Grenzen und erlerne Praktiken, dich aufzuladen, wie Meditation und Achtsamkeit, mache ausgedehnte Spaziergänge und Traumreisen.
- Ruhe dich regelmäßig aus.
- Überreize dich nicht. Es ist absolut nicht nötig, in allen sozialen Medien unterwegs zu sein und sofort zu reagieren. Ebenso ist ständiges Fernsehen oder Computerspielen für deine feinen Sinne insbesondere vorm Schlafangehen regelrecht Gift.
- Trink genug und elektrolythaltig und verzichte weitestgehend auf Stimulanzien wie Kaffee.
- Nimm mindestens drei gehaltvolle Mahlzeiten zu dir und lass keine Mahlzeit aus.
- Geh rechtzeitig schlafen und sorge für eine wohlige und entspannte Atmosphäre im Schlafzimmer.

Ernährungsempfehlungen für Vata-Pitta

Frühstück Als Vata-Pitta-Mensch bist du schon morgens hungrig, da dein Stoffwechsel sehr schnell ist. Iss möglichst warm und nicht zu üppig. Ein Müsli oder Getreidebrei aus Hafer, Dinkel oder Hirse mit warmer Hafer- oder Mandelmilch, gewürzt mit Zimt und Kardamom und 1–2 EL Nüssen und Trockenfrüchten und ein wenig Agavendicksaft, ist schnell zubereitet und baut dich gleich morgens gut für den Tag auf.

Du kannst wahlweise auch ein (Dinkel-)Toastbrot mit Nussmuß oder Marmelade essen, denn meist magst du die Abwechslung. Dazu trink eine warme Hafermilch mit Gewürzen oder Kakao oder grünen Tee.

Für das Vata-Pitta-Mittagessen empfiehlt sich frisches Gemüse mit leckerer Pasta, Reis oder Getreide.

Mittagessen Für die Hauptmahlzeit des ayurvedischen Vata-Pitta-Menüs sind frische Gemüse mit leckerer Pasta, Reis oder Getreide sehr empfehlenswert. Dein Mittagessen wird stark durch die hitzige Pitta-Energie mit einem lodernden Verdauungsfeuer bestimmt. Du brauchst etwas zum Beißen: weich gekochte Breis und weich gegartes Gemüse magst du gar nicht gern. Iss also ruhig zu deinem Mittagsessen ein wenig Rohkost: Nimm etwas rohen Fenchel, Karotte, Gurke, Radieschen oder frische Sprossen als Beilage zu deiner Hauptmahlzeit. Mindestens genauso wichtig ist dir dein süßes Dessert. Am liebsten isst du dann einen kleinen Schokopudding oder ein paar süße Früchte. Als Vata-Pitta-Typ solltest du diesen kleinen Abschluss sogar zelebrieren, denn du erhältst über den süßen Geschmack innere Zufriedenheit, Entspannung und Kraft für den weiteren Tag. Mindestens viermal pro Woche solltest du Nahrungsmittel mit einen hohen Eiweißanteil, z. B. Hülsenfrüchte (Dalgerichte), Nüsse oder, sofern du noch tierische Eiweiße isst, Fisch oder Geflügel zum Mittagessen verzehren.

Abendessen Am Abend nach einem langen (Arbeits-)Tag ist dein Anteil von Vata recht hoch. Zum Ausgleich solltest du insbesondere in der kalten Jahreszeit einen sättigenden Eintopf oder eine kräftige, warme Suppe essen. Falls dir das noch nicht reichen sollte (dein Grundumsatz ist in der Regel hoch), nimm eine Scheibe Vollkornbrot mit Butter und vegetarischem Aufstrich oder eine sättigende Beilage aus Kartoffeln oder Reis dazu ein.

Sonstiges Vata-Pitta-Typen haben ein sehr gut funktionierendes Verdauungsfeuer und somit schnell nach der Verstoffwechselung wieder richtig Hunger. Daher brauchen sie häufiger mal kleine Zwischenmahlzeiten, um den langen aktiven Tag gut zu überstehen. Dankenswert ist die Einnahme eines zweiten Frühstücks gegen 10.30 bis 11 Uhr mit z. B. einem gesunden Müsliriegel, Früchten oder Nüssen. Ebenso darf am Nachmittag eine Teepause mit (gesunden) Kuchen, Keksen oder Trockenfrüchten gemacht werden. Reduziere alle anregenden und starken Stimulanzien wie Kaffee und Alkohol, um dein Vata zu schonen.

Die Leader – die Pitta-Kapha-Konstitution

Typische Merkmale eines Pitta-Kapha-Typen

Dein Pitta-Anteil möchte gern die Führung übernehmen und geht willensstark und entschlossen auf seine Ziele zu. Dein Kapha ist aber besonnen genug, dem Ganzen eine gut durchdachte Struktur zu geben. Du bist belastbar, ausdauernd, beharrlich und voller Energie und Tatendrang. Dein Ziel verfolgst du ehrgeizig und gleichzeitig bedacht. Du erfreust dich einer stabilen und resilienten Konstitution. Wenn du im Konstitutionstest beide Anteile ähnlich stark vertreten hast, bist du wahrscheinlich ein Mensch, der eine gute Immunität und ein stabiles Verdauungsfeuer hat. Du hast feurige und zündende Ideen und genügend Ausdauer, diese auch umzusetzen. Menschen erleben dich als

> Pitta-Kapha-Typen sind belastbar, ausdauernd, beharrlich und voller Energie und Tatendrang.

durchsetzungsstark und verlässlich. Das macht dich zur geborenen Führungspersönlichkeit. Unter Politikern und Managern finden sich recht viele Pitta-Kapha-Persönlichkeiten. Nur sie können den ungesunden und stressigen Lebensstil über lange Zeit gut mit einer robusten Konstitution kompensieren.

Der einzige Haken: Pitta hat einen regen Stoffwechsel und ein starkes Hungerfühl und Kapha isst nun mal gern aus Genuss. So kommt es bei dieser Konstitution häufig vor, dass sie riesige Mengen essen können und meist erst zu spät eine echte Sättigung erleben. Trotz des guten Stoffwechsels kann es auch bei einer stabilen Konstitution dann zur Ansammlung von Stoffwechselgiften und im weiteren Verlauf zu Krankheiten kommen.

Tipps für den Alltag eines Pitta-Kapha-Menschen

- Verzichte auf stark ölige, fettige und frittierte Nahrung, denn das wirkt, als würdest du Öl ins Feuer gießen, und dein Agni (Verdauungsfeuer) wird dadurch gestört.
- Zu viel Salz in deiner Nahrung kann zu Wassereinlagerungen führen.
- Die fehlenden Elemente Luft und Äther kannst du durch Atemübungen aus dem Yoga, Tanzen, Singen und Reisen in dein Leben holen.

Ernährungsempfehlungen für Pitta-Kapha

Frühstück Es ist sehr gut möglich, dass du bereits am Morgen mit einem ausgeprägten Hungergefühl erwachst. Du darfst jetzt essen, wonach dir ist. (Vollkorn-)Brötchen mit Frischkäse, Getreidebrei mit ausgleichenden Gewürzen, Trockenfrüchten und Nüssen oder saisonales Obst satt, es ist fast alles erlaubt. Achte einzig auf die angemessene Menge: Du solltest nicht zu viel essen, damit du dein Kapha nicht unnötig erhöhst, denn das Resultat könnten Antriebsarmut und Müdigkeit sein.

Mittagessen Versuche dein Mittagessen idealerweise zwischen 12 und 13 Uhr einzunehmen. Du bist nicht die Konstitution, die das Mittagessen vergessen könnte, allerdings kann es dir passieren, dass enorme Heißhungergelüste dich ereilen, wenn du nicht rechtzeitig zum Essen kommst. Du hast dann meist keine Kontrolle über dein Hungergefühl mehr und isst unkontrolliert alles, was dir in die Hände fällt. Das ist eine Falle, die du unbedingt vermeiden solltest, denn das ist die klassische „Junk-Food-Sünde", nach der du dich träge und schwerfällig fühlst. Auch wird dich die schnelle Mahlzeit nicht besonders zufrieden und nachhaltig satt machen und du wirst tendenziell viel zu viel essen.

Du liebst Kräuter und frischen Salat und solltest beides mittags zu dir nehmen. Im Allgemeinen tun dir besonders die grünen Blattgemüse gut wie Mangold, Spinat, Wirsing etc. Du brauchst, um dich gut genährt zu fühlen, idealerweise auch einen kleinen Nachtisch. Besonders die Pitta-Kapha-Menschen sind glücklich, wenn alle sechs Geschmacksrichtungen (süß, sauer, bitter, herb, scharf und salzig) in ihrer Hauptmahlzeit enthalten sind.

Abendessen Als Pitta-Kapha-Typ darfst du, um dir das fehlende Luftelement einzuholen, auch ein- bis zweimal in der Woche das Abendessen ausfallen lassen. Intervallfasten ist nützlich, um dich leicht zu fühlen, dein Gewicht unter Kontrolle zu halten und dein Verdauungsfeuer zu schüren.

> Pitta-Kapha-Typen dürfen ein- bis zweimal in der Woche das Abendessen ausfallen lassen, um das Gewicht unter Kontrolle zu halten.

An allen anderen Tagen solltest du möglichst noch einmal eine kleine warme Mahlzeit zu dir nehmen. Auch hier achte wieder auf frisch zubereitete Blattgemüse und beachte die richtige Menge. Du brauchst unbedingt die Bitterstoffe, die z. B. in Chicorée, Artischocke oder Kurkuma enthalten sind. Eine gute Idee ist gut gewürztes Gemüse vom Blech oder aus der Pfanne. Meide allzu viel leicht verdaubare Kohlenhydrate am Abend und versuche lieber, auf Brot, Reis und Nudeln zu verzichten.

Sonstiges Finde das richtige Maß und vermeide es, dich zu überessen. Iss nicht zu fettig, frittiert oder ölig. Halte möglichst drei bis fünf Stunden zwischen den Mahlzeiten ein und nasche nicht. Mittags ist deine Hauptmahlzeit. Iss viele Kräuter, Sprossen und Blattgemüse, denn du brauchst viele Bitterstoffe für deine Konstitution.

Die Rationalen – die Vata-Kapha-Konstitution

Typische Merkmale eines Vata-Kapha-Typen

Es kommen hier zwei Gegensätze zusammen: das leichte Vata und das schwere Kapha. Obwohl du sehr sensibel bist, kann es sein, dass du trotzdem ein robustes Äußeres hast. Diese Erscheinung kann für dein Umfeld mitunter verwirrend sein.

Es fehlt dir das Feuer und das spürst du auf allen Ebenen. Menschen mit dieser Konstitution frieren fast immer. Die Kälte kann tief in den Gliedern sitzen und ist nur schwer zu vertreiben. Umso wichtiger ist die regelmäßige Bewegung für deine Konstitution. Du bist der geborene Ausdauersportler. Laufen liegt dir: Du liebst die Geschwindigkeit und hast dennoch sehr viel Ausdauer, um an dein Ziel zu kommen.

Vata-Kapha-Typen sind sehr sensibel und ziehen sich lieber zurück.

Das Feuer lodert bei Vata-Kapha zu schwach, das spürt diese Konstitution auch auf mentaler Ebene. Der sprichwörtliche „sprühende Funke“ fehlt auch in Konfliktsituationen, Verhandlungen und beim Flirten. Du bist sehr sensibel, hast es aber nicht leicht, wenn es darum geht, deine Bedürfnisse in allen Konsequenzen umzusetzen und deiner zarten Gefühlswelt Ausdruck zu verleihen. Oft vermeidest du Auseinandersetzungen und ziehst dich lieber zurück.

Es kann sein, dass dir das nötige Verdauungsfeuer fehlt und du mit kalter Nahrung oder Rohkost große Verwertungsschwierigkeiten hast und nur wenige Nahrungsmittel wirklich gut verträgst. Für dich ist die warme und gegarte Nahrung von existenzieller Bedeutung; ohne das von außen zugeführte Feuer verlierst du rasch an Leistungsfähigkeit und fühlst dich matt und ausgelaugt.

Tipps für den Alltag eines Vata-Kapha-Menschen

- Halte dich in jeder Jahreszeit warm und hüte dich besonders vor Zugluft.
- Betreibe am besten schon morgens Ausdauersport und versuche ins Schwitzen zu kommen.
- Übe das Diskutieren und Debattieren in einem liebevollen Umfeld, damit du leichter darauf zurückgreifen kannst.
- Besuche regelmäßig dynamische Sportarten in Gemeinschaft, z. B. Kampfsport, Gesellschaftstanz und Ballsport.

Ernährungsempfehlungen für Vata-Kapha

Frühstück Es kann gut sein, dass du am Morgen keinen Hunger verspürst. Dein Stoffwechsel ist gerade morgens noch sehr träge und der Hunger stellt sich meist erst etwas später am Tag ein. Du solltest unbedingt deine Sinnesorgane gemäß der ayurvedischen Morgenroutine gut reinigen (siehe Seite 146) und ein großes Glas heißes Wasser trinken.

Ein anregender Ingwertee tut dir nun besonders gut und erwärmt dich von innen heraus. Oder du nimmst ein oder zwei Kapseln der ayurvedischen Gewürzmischung Trikatu mit warmem Wasser, um deinem Verdauungsfeuer ein wenig einzuheizen. Dein Frühstück sollte leicht sein: eine Scheibe gut getoastetes Dinkeltoast mit Honig oder salziger Butter oder ein bis zwei Reiswaffeln sind empfehlenswert. Oder du röstest eine Handvoll Gerstenflocken an und bereitest dir daraus einen Getreidebrei mit warmer Hafermilch, Zimt und Ingwer und Agavendicksaft. Milchprodukte, Kaltes und schwere Vollkornbrote mit Käse sind morgens gar nicht gut verträglich für dich.

Mittagessen Mittags solltest du eine gut warme Mahlzeit einnehmen. Leicht verdaubare Gemüsegerichte mit anregenden Gewürzen wie Ingwer, Chili, Pfeffer und Zimt tun dir jetzt richtig gut und versorgen dich den ganzen Tag mit Energie. Besonders in der kalten Jahreszeit bekommen dir Wurzelgemüse wie Karotten, Pastinaken, Rote Beete etc. gut und erden dich. Falls es dir möglich ist, eine salzige Brühe oder eine kleine Suppe vor der Hauptmahlzeit zu bekommen, greif zu: das Vata wird besänftigt und dein Verdauungsfeuer angeregt. Den Salat solltest du insbesondere in der kalten Jahreszeit lieber stehen lassen, denn dein Verdauungsfeuer ist damit rasch überfordert.

Zum Abendessen sollten Vata-Kapha-Typen etwas Warmes und leicht Verdaubares zu sich nehmen.

Abendessen Nach einem vollen Arbeitstag bist du am Abend meist schon früh müde und ausgelaugt. Auch nun gilt wieder: Iss etwas Warmes und leicht Verdaubares. Du fühlst dich mit einer Suppe am Abend besonders wohl und geerdet und bekommst einen regenerativen Schlaf. Iss möglichst nach 19.30 Uhr nichts mehr und meide schwer verdaubare tierische Eiweiße im Übermaß. Ganz meiden solltest du nun Käse, Joghurt, Salat und Obst. Versuch möglichst bis um 22.30 Uhr ins Bett zu gehen. Der beste und erholsamste Schlaf ist vor Mitternacht.

Sonstiges Besonders die Vata-Kapha-Menschen kennen die tiefen Löcher am Nachmittag und könnten auf dem Schreibtisch einschlafen. Um dich etwas zu aktivieren, kannst du einen gut gewürzten Masala Chai oder einen Hafermilchkaffee mit ein paar Datteln oder ein bis zwei ayurvedische Energiekugeln (Rezept siehe Seite 132) essen. Das macht dich wieder fit und konzentriert.

Die Ausgleichenden – Die Tridosha-Konstitution

Typische Merkmale eines Tridosha-Typen (Vata-Pitta-Kapha)

Man könnte meinen, diese Menschen seien sehr ausgeglichen, haben sie doch von Geburt an alle Elemente in einem recht ausgewogenen Zustand in ihrer Konstitution angelegt. Aber ganz so einfach ist es nicht: Menschen vom Vata-Pitta-Kapha-Typ haben eine hohe Reagibilität auf die äußeren zeitlichen Faktoren wie Jahres- und Tageszeiten. Meiner Erfahrung nach sind diese Konstitutionstypen sehr gut im ayurvedischen Konzept aufgehoben, haben sie doch erstmals hier eine Erklärung für diese ausgeprägte Reagibilität und Dynamik.

Auf ihr Umfeld wirken diese Typen meist ausgeglichen und in sich ruhend. Sie sind stets bestrebt, Konflikte auszugleichen und für ein harmonisches Umfeld zu sorgen. Diese Menschen besitzen eine ausgeprägte Immunität und Resilienz. Trotzdem ist es auch für Tridosha-Typen notwendig, einen ausgewogenen Lebensstil und eine gute Ernährung zu pflegen.

Tipps für den Alltag eines Tridosha-Menschen

- Es ist ideal, wenn die Hauptmahlzeit mittags alle sechs Geschmacksrichtungen enthält. Ein Gefühl von angenehmer und lang anhaltender Sättigung wird sich einstellen.
- Ausgleichende Yoga-Asanas mit vielen Vornüberbeugen und Balancehaltungen wird auch deine Konstitution stärken. Auf einseitiges oder übertriebenes Üben reagierst du empfindlich.
- Du solltest alle Extreme in Bezug auf Sport, Ernährung und Lifestyle meiden und deinem Leben eine gewisse Regelmäßigkeit geben.
- Besonders wichtig ist das Einhalten der ayurvedischen Empfehlungen entsprechend den Jahreszeiten (siehe Seite 86). Falls dir das gelingt, bekommst du ein ausgewogenes Energieniveau und stabile Gesundheit.

Ernährungsempfehlungen für Tridosha

Frühstück Beginne dein Frühstück mit einem leckeren Getreidebrei aus Hafer oder Dinkel mit frischen oder gedünsteten Früchten, warmer Getreidemilch, Zimt, Kardamom und Ingwer oder einem Toastbrot mit Honig. Du kannst ganz deiner Intuition trauen, in der Regel weißt du schon, was dir gut bekommt. Beachte dabei, dass du leicht frühstückst und keine zu großen Mengen isst.

Tridosha-Typen dürfen sich beim Mittagessen richtig satt essen.

Mittagessen Dein Mittagessen sollte deine Hauptmahlzeit sein. Iss dich richtig satt und achte dabei auf eine optimale Qualität deiner Lebensmittel. Besonders für dich gilt: Nahrung ist Medizin. Du bekommst sofortige Energie mit der richtigen Auswahl deiner Nahrungsmittel: Im Sommer ist ein großer frischer Salat gut bekömmlich, in der kalten Jahreszeit solltest du vor der Mittagsmahlzeit eine warme Suppe als Vorbereitung für dein Verdauungsfeuer zu dir nehmen.

Um alle sechs Geschmacksrichtungen aufzunehmen, kannst du ein geschmacksintensives Chutney als Kleinstbeilage nehmen. Wenn du dein Essen gut würzt, kannst du gut als Vegetarier leben und wirst geschmacklich und energetisch zufrieden sein. Um ausreichend Vitalstoffe trotz vegetarischer Ernährung aufzunehmen, iss möglichst täglich Nüsse und Hülsenfrüchte.

Abendessen Auch hier gelten für dich die allgemeinen ayurvedischen Regeln in Bezug auf die Jahreszeiten (siehe Seite 86). Idealerweise isst du nur sehr selten das typische Abendbrot, besser ist für dich ein leichtes Gemüsegericht oder in der kalten Jahreszeit eine gut gewürzte Suppe mit etwas Reis oder Toastbrot. Nimm dein Abendbrot möglichst nicht zu spät ein. Idealerweise ist es frisch zubereitet, warm und besteht aus guten biologischen, regionalen, saisonalen Zutaten.

Sonstiges Iss idealerweise dreimal täglich zu gleichen Zeiten eine leichte, warme Kost mit vielen frischen Zutaten und nimm möglichst viele frische Gewürze wie frischen Ingwer, frischen Kurkuma und Kräuter hinzu.

Wähle deine Nahrung nach den Kriterien saisonal und regional in herausragender Qualität aus, denn du beziehst deine Energie sehr unmittelbar aus deinen Mahlzeiten.

Hier findest du eine ausführliche Tabelle über die Dos und Don'ts:

Ungleichgewicht und Krankheit

Ein Mensch ist gesund, dessen Physiologie, Gewebe und Ausscheidungen im Gleichgewicht sind und dessen Seele, Sinne und Geist sich dauerhaft im Zustand inneren Glücks befinden. Sushruta Samhita

Wir leben in einer Zeit, die es uns häufig nicht erlaubt, uns unserer Natur entsprechend zu ernähren, zu bewegen und auszuruhen. Die sogenannten Zivilisationserkrankungen nehmen zu und lassen Rückschlüsse auf unser „Fehlverhalten" zu. Wir sind Lebewesen, die zutiefst an die Gesetzmäßigkeiten der Natur gebunden sind, dennoch haben wir das Gefühl, davon getrennt zu sein. Diese fehlende Verbindung macht uns krank.

Ayurveda hat diesen Kreislauf schon vor 4000 Jahren erkannt. Das Hauptziel dieser Lehre ist die Erkenntnis der ureigenen Konstitution und das Anbinden an die Naturgesetze mit dem Ziel dauerhafter Gesundheit und dem Wahrnehmen von Glück und der eigenen Seele. Der Zustand des Gleichgewichts der Doshas ist somit ganz entscheidend für die Gesundheit. Ganz unabhängig von der angeborenen Konstitution kann sich eine solche Störung in jedem Dosha zeigen.

Das Hauptziel von Ayurveda ist die Erkenntnis der ureigenen Konstitution und das Anbinden an die Naturgesetze.

Das Ziel der Ayurveda-Medizin ist ein rasches Erkennen der Störung und eine Veränderung der Umstände, die diesen Zustand hervorgerufen haben. Sofern wir bereits wissen, welche Konstitution uns innewohnt und welche Empfehlungen zu beachten sind, können wir schon sehr früh eine Veränderung feststellen und präventiv dagegen vorgehen. Ist dieser Zustand allerdings schon sehr weit fortgeschritten, wird die Konsultation und/oder die Behandlung eines oder einer Ayurveda-Kundigen vonnöten sein.

Ayurveda beschreibt sechs Stadien, wie Menschen krank werden können. Während unser schulmedizinisches System meist erst aktiv wird, wenn bereits ein volles Krankheitsbild mit den verschiedensten Symptomen sichtbar wird, erkennt Ayurveda meist schon früh, wann und wie sich Krankheit anbahnt, und eliminiert krank machende Faktoren. Krankheit kann durch äußere Umstände wie Umweltgifte oder Unfälle, aber auch durch das Fehlverhalten in Bezug auf die eigene Konstitution entstehen.

Vikriti bedeutet Veränderung, Unfall und Krankheit und kann die Urnatur, das Prakriti, empfindlich aus dem Gleichgewicht bringen. Vikriti, die Störung der Konstitution entsteht, wenn ...

- die Doshas in ein Ungleichgewicht geraten sind,
- eine unpassende Lebens- und Verhaltensweise in Bezug zu den Zyklen der Jahres- und Tageszeiten über einen längeren Zeitraum praktiziert wurde,
- typgerechte Verhaltensweisen unterdrückt wurden (z. B. braucht Vata kreative Freiräume, Pitta-Menschen möchten Führung übernehmen, Kapha-Typen brauchen einen geregelten Ablauf),
- natürliche Bedürfnisse nicht ausgedrückt wurden, z. B. Darmentleerung, Urinieren, Husten, Gähnen, Niesen,
- wenn eine Überstimulation durch Stress, Lautstärke, berauschende Substanzen, übermäßige Hitze oder Kälte vorliegt,
- man unhygienischen Lebensumständen ausgesetzt ist und dem natürlichen Bedürfnis der Körperreinigung nicht ausreichend entsprochen werden kann,
- uns über einen längeren Zeitraum negative Emotionen umgeben wie Gier, Hass oder Wut.

Das Nervensystem fährt Achterbahn – Vata-Störungen

Unsere Gesellschaft fordert ein Höchstmaß an Geschwindigkeit: Wir müssen schnell auf Mails, Telefonate, Straßenverkehr oder Kollegen reagieren. Als ob das nicht schon genug Reize für unser sensibles Nervensystem darstellen würde, setzen wir uns am Abend auch noch vor den Fernseher oder Computer und wundern uns nicht selten, dass der Schlaf nicht mehr so regenerativ ist, wie er mal war.

Wenn Vata erhöht ist, wirkt es sich in Nervosität, Sorgen, stetigem Grübeln, mangelnder Konzentration und Fahrigkeit aus. Menschen mit erhöhtem Vata sind wie der Wind: Sie neigen zu Unzuverlässigkeit und sind meist nicht in der Lage, ihre Projekte bis zum Schluss durchzuziehen, da es ihnen an der nötigen Struktur fehlt. Freundschaften, Beziehungen und Verbindlichkeiten werden mitunter rasch abgebrochen und es fehlt an Durchsetzungsvermögen und Willensstärke.

Ich empfehle Menschen mit einem zu hohen Vata-Anteil, sich häufiger auszuruhen und möglichst viel Zeit für sich zu haben. Du hast einen feinen Sinn für alles Harmonische und Schöne und tankst hier wieder auf. Konflikte und Zeitdruck bereiten dir viel Stress und können rasch zu Schlafstörungen, Verdauungsproblemen und Antriebsstörungen führen.

Du hast manchmal Probleme mit Reizüberflutung und fühlst dich nach einem sehr fordernden Tag überstimuliert und rastlos. Es fällt dir schwer, deine Grenze zu erkennen und rechtzeitig innezuhalten, um dich nicht zu überfordern. Wenn du in diesen Strudel gerätst, vergisst du alles, was dir guttut: essen, schlafen, Yoga, Meditation, gute Gespräche, und verlierst dich aus dem Blick.

Besonders wenn die Tage im Herbst merklich kürzer werden und es die ersten kalten Nächte und Herbststürme gibt, ist das Vata bei allen Menschen erhöht. Reine Vata-Typen erleben diese Jahreszeit besonders intensiv. Es kann sein, dass du dich nun schneller erkältest oder dich im Allgemeinen antriebsarm und

Besonders wenn die Tage im Herbst merklich kürzer werden, ist das Vata bei allen Menschen erhöht.

kraftloser fühlst. Du magst weder Wind noch Kälte, denn beides lässt dein Vata in die Höhe schießen. Dein ohnehin schon sensibles Wesen scheint nun noch zarter und durchlässiger als sonst, und alle Eindrücke dieser Welt stürmen ungefiltert auf dich ein.

Wenn es dir nicht gut geht, hast du die Tendenz, mit schwer zu definierenden Schmerzen überall im Bewegungsapparat zu reagieren. Dein sensibles Nervensystem neigt zur Überreizung und wartet mit überschießenden Reaktionen, Zuckungen und Schmerzzuständen unklarer Herkunft auf. Außerdem kann es sein, dass du mit viel Luft im Bauch oder Verstopfung und einem unruhigen Schlaf reagierst. In diesen Zuständen bist du geräusch- und berührungsempfindlich, hektisch, nervös und sprunghaft, ermüdest schnell und frierst leicht.

Explosive Emotionen – Pitta-Störungen

Ist das Pitta wie ein Waldbrand erst einmal entfacht, ist es nicht so leicht zu löschen. Die Störfaktoren können schon hohe Temperaturen sein oder auch ein zu scharfes Essen. Auch mentale oder körperliche Überanstrengung können rasch zu einem hitzigen Pitta-Temperament führen. Hunger kann ein Auslöser für einen pitta-lastigen Wutausbruch sein, und das nicht nur im Kleinkindalter. Einem überreizten Pitta-Typ sollte man lieber aus dem Weg gehen, er kann sehr wütend und aufbrausend sein.

Die körperlichen Anzeichen für ein gestörtes Pitta sind z. B. übermäßiges Schwitzen, Hautirritationen, Schlafstörungen, Entzündlichkeiten, Magenschmerzen. Mental zeigt sich ein erhöhtes Pitta durch Reizbarkeit, Zorn, Wut, Neid und Eifersucht. Kritik ist in diesem Fall oft unerträglich und erzeugt sogar Rachegelüste.

Diese Menschen sind dann dominant, überheblich und ungnädig ihren Mitmenschen gegenüber. Ist das feurige Pitta wieder gelöscht, sind die starken Gefühle verflogen, und zum Glück hat der Pitta-Typ dann meist alles wieder vergessen, denn er ist nicht sonderlich nachtragend.

Wenn der Antrieb fehlt – Kapha-Störungen

Steckst du gerade in einer Kapha-Störung fest, fühlst du dich dumpf, träge und ohne Antrieb. Es fehlt dir an Leichtigkeit und Kreativität. Der innere Schweinhund scheint unüberwindbar. Statt im Fitnessstudio findet man dich eher auf dem Sofa oder im Café. Dabei täte Aktivismus und aktives Schwitzen jetzt richtig gut, um aus dem dumpfen Nebel zu kommen. Insbesondere im Frühjahr, wenn es in der Natur noch wolkig, nebelig und feucht ist, erhöht sich das Kapha. Man nimmt dann schnell zu, und sogar das falsche Glas (kaltes) Wasser kann sich auf der Waage zeigen. Du leidest an der berüchtigten Frühjahrsmüdigkeit, und deine Kreativität und Motivation sind gleich null.

Körperlich sorgt das erhöhte Kapha für Ödeme, Übergewicht, Müdigkeit und übermäßige Schleimbildung in den oberen Atemwegen und Nasennebenhöhlen. Die typischen Anzeichen eines erhöhten Kapha spürt man, wenn man einen dicken Schnupfen hat. Man kann kaum noch klar denken und fühlt sich matt und erschöpft.

Menschen, die sich in einer Kapha-Störung befinden, können nicht gut loslassen. Das betrifft sowohl ungesunde Gewohnheiten, ungünstige Arbeitssituationen oder toxische Beziehungen. Das Kapha-Naturell zeigt sich mitunter in einer ausgeprägten Sammelleidenschaft, in der von Briefmarken bis hin zu Porzellaneulen alles gehortet wird. Auch körperlich ist eine Kapha-Störung sichtbar durch das Ansammeln von Köpermasse und Toxinen im Gewebe, die auch therapeutisch nicht leicht aus dem System zu holen sind.

Menschen, die sich in einer Kapha-Störung befinden, können nicht gut loslassen.

Test: Welches Dosha ist besonders gestört?

Kreuze an, wenn die genannten Beschwerden häufiger bei dir auftreten, und zähle die Kreuze zusammen.

VATA	PITTA	KAPHA
☐ Konzentrationsstörungen	☐ übermäßige Empfindlichkeit auf Hitze (wie Sonnenbäder und Sauna)	☐ Wassereinlagerungen
☐ Schlafstörungen oder unterbrochener Schlaf	☐ Rötungen und Entzündungen der Haut	☐ Schleimansammlungen im Bereich der oberen Atemwege
☐ ein Gedankenkarussell im Kopf, das sich permanent dreht	☐ Ekzeme und Hautausschläge, brennendes Gefühl am Körper	☐ Bronchitis oder Sinusitis
☐ Trockenheit von Haut und Schleimhäuten	☐ Fieber	☐ Allergie
☐ Verstopfung	☐ Hitzewallungen	☐ Lipombildung (Fetteinlagerungen)
☐ Bauchschmerzen	☐ entzündliche Geschwüre	☐ Übergewicht
☐ Blähungen	☐ Magenreizungen	☐ übermäßiges Schlafbedürfnis
☐ Rückenschmerzen im unteren Rücken	☐ Sodbrennen	☐ Trägheit
☐ Nervenschmerzen	☐ Durchfall	☐ Müdigkeit
☐ muskuläre Verspannungen	☐ gesteigerter Grundumsatz	☐ körperliche und geistige Antriebsarmut
☐ Trockenheit aller inneren und äußeren Häute	☐ Gereiztheit und Aggressivität, cholerisches Verhalten	☐ Schwermut
☐ geistige und körperliche Überreizung		☐ körperliche und mentale Schwere und Trägheit
☐ Überempfindlichkeit der Sinne		
☐ hohes Schmerzempfinden		
☐ innere Unruhe		
☐ Nervosität		
Punktzahl: ____________	**Punktzahl:** ____________	**Punktzahl:** ____________

Ayurveda schaut sehr genau hin: Um die Schwere und Ursache einer Erkrankung genau zu durchleuchten, gibt es in der Ayurveda-Medizin eine umfassende Befunderhebung, die sowohl körperliche als auch geistig-seelische Komponenten enthält.

Ein guter Ayurveda-Therapeut oder -Arzt schaut sehr genau hin: Das Kernstück der Diagnose der Konstitution (Prakriti) und der Störung der Konstitution (Vikriti) ist die umfangreiche Befragung (Anamnese) unter Einbeziehung der körperlichen Erscheinungen. Dabei werden der Puls, die Zunge, die Augen, das Gesicht, die Stimme, der Körperbau, das Gewebe und mitunter auch der Stuhl und der Urin untersucht. Schulmedizinische Laborparameter und andere Diagnoseverfahren werden in einer guten Konsultation hinzugezogen und mit in die Auswertung aufgenommen. Erst die genaue Diagnose verschafft ein ganzheitliches und komplettes Bild über die individuelle Konstitution und das Vorliegen einer Krankheit. Mit dieser Erkenntnis hat ein Ayurveda-Therapeut oder eine Ärztin die Möglichkeit, individuelle Empfehlungen an seine Patienten weiterzugeben in Bezug auf die optimale Lebensführung, Nahrung, Bewegung, kräutermedizinische interne und körpertherapeutische externe Anwendungen, um das Leiden an der Wurzel zu packen und zu eliminieren.

Ein guter Ayurveda-Therapeut oder -Arzt schaut sehr genau hin.

Ayurveda ist ein ganzheitsmedizinisches System, das seine ganz besondere Stärke in der Krankheitsprävention hat. Je besser wir unsere Konstitution erkennen und die damit verbundenen Empfehlungen befolgen können, desto besser können wir ein langes, gesundes und glückliches Leben führen. Gern kannst du dich von mir und meinem Team auf deinem individuellen Weg zu dauerhafter Gesundheit begleiten lassen. Ich gebe Konsultationen in meiner Praxis und online über www.ayurvedacademy.de.

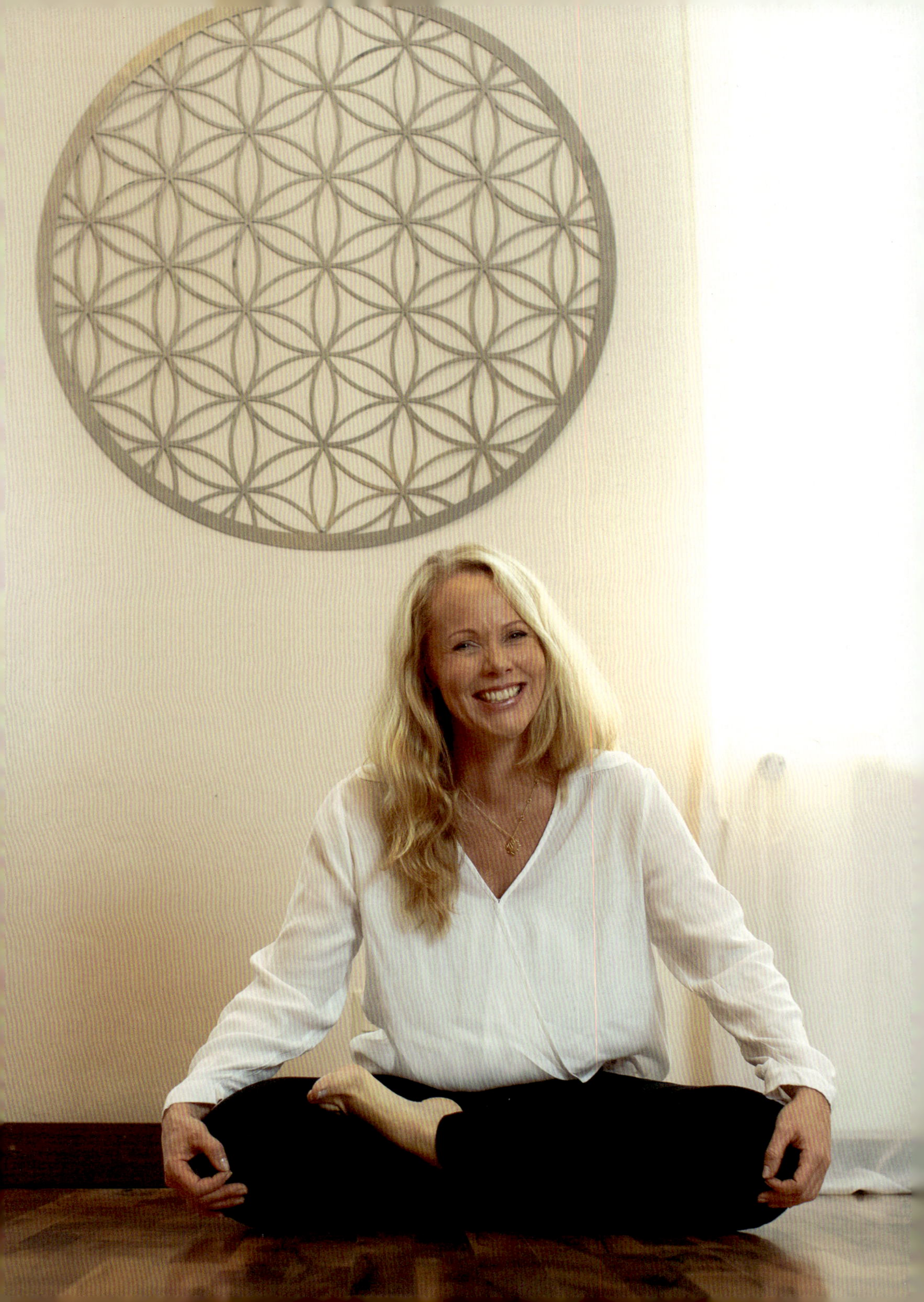

DYSBALANCEN VERSTEHEN UND BEHANDELN – SO HILFT AYURVEDA

Nachdem du nun die Prinzipien des Ayurveda kennengelernt hast und deinen Konstitutionstyp kennst, gehen wir in diesem Kapitel ins Detail: Wie kann deine Nahrung gleichzeitig Medizin für dich sein? Wie wohltuend ist es, sich wieder mehr den natürlichen Rhythmen des Lebens anzugleichen? Ayurveda bietet zahlreiche Strategien, um Stress zu vermeiden. Davon profitieren deine Haut und dein Immunsystem, Alterungsprozesse verlangsamen sich, die Sinnlichkeit erhöht sich wieder, Muskeln, Sehnen, Bänder erhalten neue Spannkraft. Die ayurvedische Morgenroutine zeigt dir ganz konkret, wie du jeden Morgen mit einem Gefühl von Klarheit und Reinheit in den Tag starten kannst.

Nahrung als Medizin

Die wirksamste Medizin ist die natürliche Heilkraft, die im Inneren eines jeden von uns liegt. Hippokrates

Wir alle unterliegen den Zyklen der Natur. Diese Zyklen werden von den Doshas dominiert und wirken sich auf die Stoffwechselleistung aus. Das hast du sicher auch schon beobachtet: Im Winter magst du eher deftiges, gut gewürztes und warmes Essen, im Sommer steht vermehrt Rohkost auf deinem Speisplan. Intuitiv weiß dein Organismus, was er jeweils braucht.

Passt du dich an diese Zeitfenster an, wirst du dich langfristig viel vitaler und energiegeladener fühlen, Heißhungerattacken werden deutlich weniger, die Ausscheidungen und der Stoffwechsel werden deiner Konstitution entsprechend optimal funktionieren, denn Ayurveda nutzt gezielt die Verdauungsleistung entsprechend des derzeitig aktiven Doshas.

Gesund, leicht und vital: So isst du richtig

Deine Nahrungsmittel seien deine Heilmittel. Hippokrates

Ayurveda betrachtet jeden einzelnen Menschen in Bezug auf seinen Stoffwechsel und seine individuelle Auswahl an Nahrung.

Ayurveda arbeitet sehr differenziert und betrachtet jeden einzelnen Menschen in Bezug auf seinen Stoffwechsel und seine individuelle Auswahl an Nahrung. Es ist am besten, wenn du schon im gesunden Zustand lernst, dich aufmerksam zu beobachten, was dir bekommt und was dir schadet, was dein Körper benötigt und was er ablehnt, anstatt sich an starren Listen zu orientieren. Lebensmittellisten können lediglich eine Hilfestellung darstellen und sollten möglichst nicht dogmatisch befolgt werden.

Allgemeine ayurvedische Ernährungsregeln

Iss in Ruhe Dein Umfeld sollte ansprechend, still und sauber sein, denn nur so kannst du dich entspannt der Nahrungs- und damit der Energieaufnahme widmen. Beschäftige dich ausschließlich mit dem Essen und lass dich nicht von Fernseher, Computer, Handy oder Buch ablenken. Auch solltest du, wenn überhaupt, nur angenehme Tischgespräche führen.

Auch nach dem Einnehmen der Mahlzeiten solltest du dir ca. fünf bis zehn Minuten Ruhe gönnen. Die Verdauung wird von einem Teil des Nervensystems gesteuert, der als Parasympathikus bezeichnet wird. Er schützt uns vor den negativen Einflüssen von Stress und Überreizung des Nervensystems. Ist der Parasympathikus aktiv, fließen deine Verdauungsenzyme in Strömen und dein Stoffwechsel funktioniert optimal.

Kaue gut Kauen steht am Anfang deines Verdauungskanals. Durch das gute Einspeicheln und mechanische Zerkleinern der Nahrung können Enzyme den Nahrungsbrei früher aufspalten, damit die Speisen umso besser im weiteren Verdauungstrakt verwertet werden. Da auch das Sättigungsgefühl frühestens 15 Minuten nach der Nahrungsaufnahme einsetzt, stellt das langsame Kauen und Genießen eine gute Prophylaxe gegen ernährungsbedingtes Übergewicht dar. Außerdem wirkt das Kauen positiv auf dein Nervensystem und trägt zum Stressabbau bei.

Setze deine Sinne ein Rieche am Essen und lass die Farben zu dir sprechen. Deine „Körperintelligenz“ wird dich darüber informieren, ob dir die Speise guttun wird oder eher nicht. Wir folgen zu sehr unserem Verstand und suchen uns unsere Nahrung oft aufgrund von Ernährungsdogmen oder Empfehlungen der Medien aus. Trauen wir unserem Bauchgefühl, liegen wir häufig nicht allzu falsch, denn ein entwicklungsphysiologisch sehr alter Teil des Hirns, das limbische System, leitet uns, wenn es um die Wahl der richtigen Nahrung geht – vorausgesetzt, du bist ehrlich zu dir, wenn es um Hunger und Sättigung geht, und tappst nicht in die Zuckerfalle.

Versuche deine Mahlzeiten regelmäßig einzunehmen Kennst du den pawlowschen Hund? Hunde wurden in einer Versuchsanordnung darauf konditioniert, dass es beim Klang einer bestimmten Glocke Futter gibt, sodass der Speichelfluss schließlich auch dann einsetzte, wenn sie nur den Glockenton hörten. Das lässt sich auch auf uns übertragen, wenn es um die Gewohnheit geht, regelmäßig zu essen. Bist du gewohnt, z. B. mittags immer zwischen 12 und 12.30 Uhr deine Hauptmahlzeit einzunehmen, werden um ca. 11.45 Uhr dein Speichelfluss und die Ausscheidung verschiedenster Verdauungsenzyme aktiviert. Somit wird dir der weitere Verdauungsprozess leichter fallen und es steht dir mehr Energie zur Verfügung.

Mittags ist das Verdauungsfeuer meist besonders ausgeprägt, somit besteht für den Organismus die Möglichkeit, viel Energie umzuwandeln.

Idealerweise sollte das Mittagessen die Hauptmahlzeit des Tages sein. Mittags ist Agni, das Verdauungsfeuer, meist besonders ausgeprägt, somit besteht für deinen Organismus die Möglichkeit, viel Energie umzuwandeln. Gestalte hingegen dein Frühstück und Abendessen nicht allzu gehaltvoll. Dein Magen sollte nach dem Mittagessen zu etwa drei Vierteln gefüllt sein, das entspricht in etwa zweimal der Menge, die in deine zur Schale geformten Hände passt.

Hör auf deine Körperintelligenz Wenn du Hunger hast, iss! Wenn du keinen Hunger hast, iss nicht! Eigentlich so einfach, oder? Wie oft essen wir aus Gewohnheit? Wie häufig essen wir „prophylaktisch“, weil wir annehmen, in den nächsten Stunden keine Zeit mehr für die Nahrungsaufnahme zu haben? Vertraue auf den eigenen Körper. Hast du deine letzte Mahlzeit z. B. aufgrund einer Einladung sehr spät eingenommen, verzichte auf das Frühstück. Trink stattdessen die Mandel-Gewürz-Milch (Rezept siehe

Seite 100) oder einfach nur Ingwertee oder heißes Wasser, bis mittags dein Magen wieder durch „ehrliches" Knurren anzeigt, dass er bereit für die nächste Nahrungsaufnahme ist.

Trink nichts Kaltes zu den Hauptmahlzeiten Meide das Trinken kalter Getränke während der Einnahme deiner Hauptmahlzeiten, denn sie schwächen die Verdauungskraft.

Iss energiereiche Nahrungsmittel Nahrung sollte dir Energie liefern, verwende daher vorwiegend frische Produkte aus heimischen Regionen, frisch zubereitetes Essen, das wohlschmeckend, duftend, bekömmlich und – insbesondere in der kalten Jahreszeit – warm ist.

Vermeide aufgewärmte und abgestandene Speisen Sie machen dich schwer und verlangsamen den Stoffwechsel. Auf lange Sicht stören sie deine Verdauung und sorgen sogar für Fehlbesiedelungen im Darm. Nahrung ist Energie, leere und verbrauchte Lebensmittel eignen sich dafür nicht.

Iss nicht zu schwer oder kurz vor dem Schlafengehen Das Verdauungsfeuer lodert dann nicht mehr besonders gut. Insbesondere auf schwer verdaubare Nahrungsmittel solltest du nun verzichten. Meide Joghurt und Rohkost am Abend: Beide Nahrungsmittel gelten als kalt und schwer verdaulich und belasten unnötig den Stoffwechsel. Joghurt und Buttermilch können sogar die Entstehung von Darmpilzen begünstigen, wenn sie am Abend verzehrt werden.

Trink mehrmals täglich klares heißes Wasser in kleinen Schlucken Das reinigt Körper und Haut, nimmt Hungergefühle zwischen den Mahlzeiten, beseitigt Kopfschmerzen und verstärkt das Verdauungsfeuer. Heißes Wasser ist das simpelste und wirksamste Mittel, um deinen Stoffwechsel zu aktivieren und Toxine auszuschleusen.

Nimm zu deiner Hauptmahlzeit idealerweise alle sechs Geschmacksrichtungen auf In vielen südeuropäischen Ländern werden zu einer guten Mittagsmahlzeit viele kleine Gerichte mit sehr unterschiedlichen Geschmäckern serviert. Die Gesamtmenge der Mahlzeit ist meist sehr überschaubar, dennoch ist eine Sättigung rechtzeitig und langanhaltend bemerkbar. Ayurveda hat diesen Tipp für Menschen, denen es schwerfällt, das richtige Maß einzuhalten und die sich gern überessen. Die sechs Geschmacksrichtungen (Rasas) sind: süß, sauer, salzig, scharf, bitter, herb. Ich empfehle für die schnelle Alltagsküche, einen Teelöffel Chutney zu den Speisen zu nehmen. Rezepte für Chutneys findest du auf meinem Blog unter www.ayurvedacademy.de/blog.

Agni – das Stoffwechselfeuer

Die Nahrung bildet den fundamentalen Atem aller Lebewesen. Vitalität, Freude, Mut, Lebenskraft, gute Ausstrahlung, Glück, attraktive Stimme, Zufriedenheit, Vorstellungskraft, Potenz, Fruchtbarkeit, Intellekt, religiöse, weltliche und spirituelle Aktivitäten – all das hängt von ihr ab.

Charaka Samhita

Agni ist dafür zuständig, grobstoffliche Nahrung in feinstoffliche Energie zu transformieren.

Die transformatorische Kraft unserer Verdauung sorgt dafür, dass wir feststoffliche Nahrung in Einzelbausteine zersetzen können, die uns dann als feinstoffliche Energie zu Verfügung steht. Symbolisiert wird dieser Prozess durch den vedischen Feuergott Agni. Er wird als eine der ältesten Gottheiten in Indien verehrt. Er inspiriert Poeten und Maler, bringt Liebende zusammen und schlägt Feinde in die Flucht. Auch kann er als Gott des Feuers die Dunkelheit besiegen. Er regiert ebenfalls über den Lebensfunken, das Feuer der Sonne und den Saft der Pflanzen. Die uralte hinduistische Gottheit wird mit sieben Feuerzungen dargestellt, mit denen er die Opfer aufnimmt und in einen anderen Zustand transformiert.

Agni ist das „Verdauungsfeuer“ oder auch „Lebensfeuer“. Es ist dafür zuständig, grobstoffliche Nahrung in feinstoffliche Energie zu transformieren. Das Agni kann variieren und ist stark abhängig von deiner individuellen Konstitution, der entsprechenden Tages- oder Jahreszeit und auch von dem Lebenszyklus, in dem du dich gerade befindest.

Nach einer Mahlzeit solltest du dich vital und voller Energie fühlen. Falls du dich stattdessen aufgebläht und überfüllt fühlst, hast du entweder die unpassende Nahrung zu dir genommen oder dein Agni ist zu schwach. Ist das Agni stabil, hast du ein starkes Hungergefühl und eine schnelle Verwertung und beziehst Nährstoffe und Lebenskraft aus deiner Nahrung. Bei einem unzureichenden Agni werden Lebensmittel schlecht aufgespalten und es kann zu einer Mangelversorgung kommen.

Außerdem kann aufgrund der zu langen Verweildauer der Nahrungsmittelrückstände in unserem Verdauungssystem eine giftige Substanz entstehen. Diese Substanz bezeichnet Ayurveda als Ama, Stoffwechselgifte (siehe Seite 79). Ama ist ursächlich für eine Vielzahl von Krankheiten und blockiert den menschlichen Organismus auf unterschiedlichen Ebenen.

Das optimale Agni zu erreichen, ist ein erklärtes Ziel vieler ayurvedischer therapeutischer Methoden und führt zu gesunder Ausstrahlung, einem guten Stoffwechsel, anhaltendem Energieniveau und einer guten Aussicht auf Langlebigkeit und dauerhafte Immunität. Außerdem sorgt ein gutes Agni für ein optimales Gewicht.

Es kommen regelmäßig Menschen mit dem Wunsch zu mir, ihr Gewicht mithilfe einer ayurvedischen Ernährungsoptimierung zu reduzieren. Ich stelle dann häufig anhand der Befragung und Pulsdiagnose fest, dass ihr Agni kaum oder nur unzureichend lodert und sage: „Super, Sie wollen Ihr Gewicht reduzieren? Dann müssen wir jetzt erst mal Ihr Verdauungsfeuer steigern." Die Reaktion ist meist ähnlich: ein ungläubiges Gesicht, da die meisten Diätratgeber doch den Ansatz verfolgen, den vermeintlich zu großen Appetit zu drosseln.

Appetitlosigkeit, Müdigkeit, Völlegefühl und Blähungen sind typisch für ein zu schwaches Agni. Agni wird stabilisiert durch:

- leichte, warme und scharfe Speisen
- regelmäßige Mahlzeiten
- schmackhafte und gegarte Nahrung
- gründliches Kauen und Einspeicheln
- das vermehrte Schlucken von Speichel vor dem Essen, denn es verstärkt die Bildung von Verdauungsenzymen
- Verzicht beim Essen auf das Trinken von kalten Getränken
- Intervallfasten (kurzzeitiges oder intermittierendes Fasten)
- fünf Stunden Pause zwischen den Mahlzeiten
- nicht überessen; sobald du Luft aufstößt, sollte die Nahrungsaufnahme abgeschlossen sein
- Atemübungen oder intensive Bewegung vor dem Essen
- regelmäßige Mahlzeiten zu den richtigen Zeiten; idealerweise sollte deine Hauptmahlzeit zwischen 12 und 14 Uhr liegen
- Ingwertee, am besten vor jeder Mahlzeit eine Tasse aus der frischen Wurzel zubereitet oder nimm ½ TL frisch geriebenen Ingwer mit etwas Salz ein oder bereite dir einen dein Agni anregenden Honig als Aperitif zu (Rezept siehe unten)
- Ghee; es stärkt in Maßen Agni, ohne Pitta zu reizen
- Gewürze wie z. B. schwarzer Pfeffer, Nelken, Kardamom, Senfsamen, Pfeffer, Bockshornkleesamen und Zimt
- regelmäßige Saunagänge
- Sport: idealerweise so, dass du gleich morgens für mindestens zehn Minuten ins Schwitzen kommst

Agni – anregender Honig

Zutaten:

50 ml Waldhonig (bio)
1 TL Pippali (Langpfeffer)
1 TL Fenchelsamen
2 TL schwarzer Pfeffer
1 EL getrockneter Ingwer

Zubereitung: Röste die Gewürze einzeln kurz an, bis sie zu duften beginnen. Mahle sie dann nacheinander in einer Kaffeemühle oder einem Mörser zu feinem Pulver, vermenge sie mit dem Honig und lass diese Mischung für eine Woche an einem dunklen Ort ziehen. Um dein Agni zu entfachen, nimm ca. zehn Minuten vor der Hauptmahlzeit 1 TL davon ein und behalte die Mischung für einige Zeit im Mund. Trinke bis zur Nahrungsaufnahme möglichst nichts mehr.

Gift für den Körper: Ama

Ama, wörtlich „nicht gekocht", gilt aus ayurvedischer Sicht als die Hauptursache aller Krankheiten. Zu viel Ama bedeutet, dass das Verdauungsfeuer Agni nicht ausreichend lodert und damit nicht richtig verstoffwechseln kann. Die Nahrung bleibt dann in Teilen unverdaut und verweilt länger als gesund im Verdauungskanal. Ama ist im Bild des Ayurveda eine klebrige, zähe und übelriechende Substanz, die alle Körperkanäle blockieren kann und sich durch Trägheit, Schläfrigkeit und Leistungsabfall oder auch ausgebildete Krankheitsbilder zeigt. Ama ist bei allen erworbenen Krankheiten ursächlich beteiligt. Es kann sogar zu „Vergiftungserscheinungen" führen, die sich als körperliche oder mentale Störungen zeigen.

> Ama, wörtlich „nicht gekocht", gilt aus ayurvedischer Sicht als die Hauptursache aller Krankheiten.

Typische Beschwerden und Symptome, die als Folge der Ansammlung von Ama auftreten, sind:

- Müdigkeit, Antrieblosigkeit, Schwermut
- belegte Zunge, klebriger Speichel
- unangenehmer oder saurer Mundgeruch, Körpergeruch
- geringe Immunität
- Pilzerkrankungen
- Juckreiz auf der Haut und der Schleimhaut
- unreine Haut, Akne, Hautausschläge, Ekzeme und andere Hautkrankheiten
- Verdauungsbeschwerden wie Blähungen, Völlegefühl, klebriger, saurer Stuhl, saures Aufstoßen, Stuhlunregelmäßigkeiten

Symptome bei der Ansammlung von Ama je nach erhöhtem Dosha

VATA	PITTA	KAPHA
Steifigkeit in den Gelenken, Füßen und Gliedern, besonders morgens nach dem Erwachen	brennendes Gefühl im Magen, Oberbauch und auf Höhe des Herzens	Schweregefühl im Körper mit Wassereinlagerungen im Bindegewebe
wechselhafter Stuhl, tendenziell verstopft	saures Aufstoßen und Sodbrennen	Atemwegserkrankungen mit zähen Sekreten und der Tendenz zu Verschleimungen
viel Luft im Bauch, mitunter schmerzhaft verspannter Bauch	druckempfindlicher Bauch, manchmal Krämpfe beim Stuhlgang	ständiges Völlegefühl und aufgedunsener Bauch
fester brauner oder weißer Zungenbelag	gelblicher Zungenbelag	klebriger weißer Zungenbelag
trockene und schuppige Haut	Juckreiz auf der Haut mit Neigung zu wiederkehrenden Entzündlichkeiten	fettige, unreine und blasse Haut

Je nach betroffenen Doshas sollten gezielt Gegenmaßnahmen eingeleitet werden. Es ist immer ratsam, das Ama zu „verbrennen“, indem das Agni vermehrt wird. Hier ist es hilfreich, eine ayurvedische Reinigungskur zu Hause oder in schwerwiegenden Fällen auch als Kur durchzuführen.

Versuche besser von vornherein, gar nicht erst Ama anzusammeln und dein Agni mit den beschriebenen Methoden dauerhaft am Lodern zu halten. Übertreibe aber auch nicht und erzwinge nichts. Ayurveda ist nicht dogmatisch, und kleine „Sünden" können durch ein ausgewogenes Agni ausgeglichen werden. Fühlst du dich aber über einen längeren Zeitraum müde, schlapp und unmotiviert, ist eine Agni-anregende Detox-Kur vielleicht das Richtige für dich. Dafür habe ich auf meiner Webseite www.ayurvedacademy.de einen Onlinekurs in drei Phasen zusammenstellt, mit dem schon viele Ayurveda-Neulinge sehr gute Erfolge erzielt haben.

Die feinstoffliche Lebensenergie: Oja

Ein wichtiger Faktor für ein langes, gesundes und glückliches Leben ist der Erhalt der feinstofflichen Lebensenergie Oja. Oja wird wie ein zartes Scheinen, eine hohe Immunität und gute Auffassungsgabe eines Menschen wahrgenommen. In der Traditionellen Chinesischen Medizin heißt es Chi, im Yoga Prana, Hildegard von Bingen nannte es Odem. Alle meinen diese feinstoffliche, lichte Energie, die alles Leben zusammenhält.

Hat ein Mensch besonders viel Oja, wirkt er, als würde ihn eine magische Strahlkraft umgeben. Wir fühlen uns zu dieser Person stark hingezogen, unabhängig von Alter oder Geschlecht. Diese Vitalkraft ermöglicht uns, lange gesund und glücklich zu bleiben. Ayurveda hat viele Möglichkeiten, um diese Kraft zu erhalten. Die wichtigste Methode ist die sogenannte Rasayana-Therapie, in der besonders viele gewebsaufbauende Maßnahmen über die entsprechende Ernährung oder physikalische Anwendungen vorgenommen werden (siehe Seite 129).

Hat ein Mensch besonders viel Oja, wirkt er, als würde ihn eine magische Strahlkraft umgeben.

Ama ausschleusen

Wenn du eine sanfte Detox-Kur trotz Beruf, Familie und Alltag machen möchtest, nimm dir vor, im 30-minütigen Rhythmus ca. 150–200 ml heißes Wasser zu trinken. Dein Stoffwechsel wird dadurch merklich beschleunigt, vielleicht wirst du am ersten Tag auch mehr schwitzen. Das ist aus ayurvedischer Sicht ein positives Zeichen und sorgt für ein sehr gutes Agni, das Ausscheiden von Ama und den Erhalt von Oja.

Nach alten ayurvedischen Rezepturen wird das Abkochen des Wassers für mindestens 15 Minuten bei geöffnetem Topfdeckel empfohlen. Das Wasser sollte etwas abkühlen und schluckweise so heiß wie möglich getrunken werden. Durch den langen Kochvorgang wird das Wasser aus ayurvedischer Sicht feinmolekularer und erfährt einen Reinigungsprozess, den wir auch beim Trinken spüren. Meist wird das ayurvedische Wasser als süßer und leichter empfunden.

Diese Methode ist nicht immer alltagskompatibel: Wir haben zu wenig Zeit, und die Küche aus Furnierholz löst sich durch den Wasserdampf auf. Du kannst dennoch den positiven Effekt erfahren: Koche das Wasser wie gewohnt im Wasserkocher und füge etwas kaltes Wasser hinzu, um es in der Temperatur auf annehmbare Trinktemperatur anzupassen, fülle es in eine große Thermoskanne und trinke es im-30-Minuten-Rhythmus über den Tag verteilt.

Die natürlichen Rhythmen leben

Für die Weisen ist die ganze Welt ein Lehrer. Charaka Samhita

Aus Sicht des Ayurveda ist alles im gesamten Universum Ausdruck eines oder mehrerer der fünf Elemente. Auch in der heutigen Zeit wird niemand bestreiten, dass die Jahreszeiten mit ihren unterschiedlichen Einflüssen in Bezug auf Klima, Licht und Temperatur jeden von uns mental und körperlich beeinflussen. So pflegen auch wir in unserem Kulturkreis bestimmte Traditionen und Rituale, um uns eine Anpassung an die jeweiligen Witterungsverhältnisse zu erleichtern.

Auch wenn wir in einer großen Stadt wohnen oder viel Zeit in geschlossenen Räumen verbringen: Wir unterliegen dem rhythmischen, zyklischen Gleichgewicht der Jahreszeiten, Tageszeiten und Lebensabschnitte und werden davon seit Urzeiten stark beeinflusst. Diese Sicht auf die Zyklen der Natur hilft dir besser zu verstehen, warum du dich zu bestimmten Tageszeiten viel vitaler oder schlapper fühlst, du z. B. im Winter gern fettiger und gehaltvoller isst oder in welchem Lebensabschnitt du dich wie am besten anpassen kannst.

Wir unterliegen dem Gleichgewicht der Jahreszeiten, Tageszeiten und Lebensabschnitte und werden davon seit Urzeiten stark beeinflusst.

Es sind die Doshas, die zu bestimmten Tages-, Jahres oder Lebenszeiten einen Einfluss auf unser Befinden haben und unser Leben bestimmen. Ayurveda empfiehlt eine Anpassung an diese Zyklen, um sich vital und gesund zu fühlen und sich seiner Konstitution entsprechend optimal zu versorgen.

Der Einfluss der Doshas auf unsere Tages-, Jahres- und Lebenszyklen

	VATA	PITTA	KAPHA
Tageszyklus	3–6 Uhr 14–18 Uhr	22–3 Uhr 10–14 Uhr	6–10 Uhr 18–22 Uhr
Jahreszyklus	Herbst/Winter: Oktober bis Februar „Die Zeit der kalten Winde"	Sommer/Herbst: Juni bis Oktober „Die Zeit der Hitze und Trockenheit"	Frühling: Februar bis Juni „Die Zeit für Regen und Feuchtigkeit"
Lebenszyklus	letztes Lebensdrittel ab ca. 60 Jahre „Die Zeit der Weisheit"	mittleres Lebensdrittel ca. 30–60 Jahre „Die aktive Zeit"	erstes Lebensdrittel Kindheit, Jugend, Ausbildung „Die Zeit des Wachstums"

Die Zyklen des Tages

Wir teilen den Tag in Arbeits-, Freizeit und Schlafzeit auf, wobei der größte Anteil des Tages für die meisten von uns Arbeitszeit ist. Ayurveda dagegen unterteilt den Tag in sechs vierstündige Abschnitte: eine Tageszone und eine Nachtzone für jedes der drei Doshas. So unterliegen wir den Rhythmen dieser Doshas. Um ein ausgeglichenes und vitales Leben zu führen, sollten wir unseren täglichen Rhythmus auf die ayurvedische Uhr einstellen.

Der ayurvedische Tag beginnt mit dem Sonnenaufgang.

Der Tag erwacht und wir mit ihm. Der ayurvedische Tag beginnt mit dem Sonnenaufgang. Nach der biologischen Uhr liegt von 3 bis 6 Uhr morgens eine Vata-Dominanz vor. Vata hat die Eigenschaften dynamisch, leicht und schnell und verhilft uns mit seiner Bewegungsenergie, rasch aus dem Bett zu kommen. Die beste Zeit zum Aufstehen ist 5 bis 6 Uhr. Ayurveda empfiehlt in dieser Zeit,

- reinigende Techniken zum Klären der Sinnesorgane für den Körper durchzuführen (siehe Seite 146),
- Yoga-Asanas zu praktizieren und
- sich zuversichtlich mit einer positiven Haltung auf den bevorstehenden Tag einzustellen.

Auf diese Weise startest du den Tag im Rhythmus der Natur und profitierst von den klaren, ätherartigen Eigenschaften des Vata-Doshas.

Länger schlafen hilft nicht bei der Regeneration Doch wer kennt das nicht? Manchmal wollen wir uns einfach lieber noch mal umdrehen und ignorieren den inneren Wecker absichtlich. Dann kommen wir aus ayurvedischer Sicht in die Kapha-Zeit. Das kühle, schwere, erdige Kapha-Dosha herrscht von ca. 6 bis 10 Uhr vor. Diese Energie verschafft uns ein träges und schweres Gefühl, und es fällt deutlich schwerer, aus dem Bett zu kommen. Auch ist die Kapha-Zeit nicht gut geeignet, um ein opulentes Frühstück einzunehmen, denn Kapha sorgt aufgrund seiner Fähigkeit zu speichern für die meisten Menschen auf lange Sicht zu einer Gewichtszunahme. Vata-Konstitutionen können davon profitieren, sollten allerdings auch nicht zu gehaltvoll frühstücken, da sie sich sonst den Tag über zu träge fühlen.

Mittags lodert das Feuer: Nutze es für die Energieaufnahme Die Tagesmitte von 10 bis 14 Uhr gehört Pitta, dem feurigen „König der Verdauung"-Dosha. Ayurveda empfiehlt, unsere Hauptmahlzeit in der Mitte des Tages einzunehmen, nämlich dann, wenn uns das Feuer von Pitta dominiert. Pitta unterstützt unsere Fähigkeit, fast alle Nahrungsmittel optimal zu verdauen, und wirkt auf unseren Stoffwechsel aktivierend – die Nahrung wird wesentlich besser verwertet und stellt uns im Idealfall sofortig Energie zur Verfügung. Das sogenannte Suppenkoma bleibt bei der richtigen und konstitutionsbezogenen Mahlzeit aus und wir können uns ohne Probleme den nächsten Herausforderungen des Tages widmen. Der Stoffwechselaspekt der Verdauung, unser Agni, arbeitet mittags am besten. Isst du später am Tag, wird dein Verdauungsfeuer in der Regel mehr Schwierigkeiten haben, die Mahlzeit gut zu verwerten.

Leistungsknick am Nachmittag: Gönn dir eine süße Pause Am Nachmittag zwischen 14 und 18 Uhr herrscht das leichte, trockene und luftige Vata vor und der Zyklus der Doshas wiederholt sich. Es ist aus ayurvedischer Sicht ganz normal, dass dies nicht unsere leistungsstärkste Tageszeit ist. Die meisten Menschen fühlen sich nun ein wenig müde und sind nach einem langen Arbeitstag auch schon mal erschöpft. Wir sollten eine Pause einlegen. Bewegung an der frischen Luft kann dich gut wieder aus dem Tief herausholen.

Es überkommt dich mitunter das unwiderstehliche Verlangen nach einer kleinen Süßigkeit und vielleicht einem kleinen Espresso? Das stellt aus ayurvedischer Sicht kein Problem dar und darf durchaus in kleinen Mengen als „Vata-Therapeutikum" genossen werden. Wer allerdings sein erhöhtes Kapha-Dosha im Blick haben muss, sollte darauf lieber verzichten und stattdessen ein großes Glas heißes Wasser oder Kräutertee trinken.

Abends: Leg die Arbeit nieder und komm langsam zur Ruhe Ab ca. 18 Uhr geht das Vata-Dosha langsam in das Kapha-Dosha über. Die gleiche Kapha-Energie – träge, langsam und schwer –, die es uns erschwerte, nach Sonnenaufgang mühelos aufzuwachen, unterstützt jetzt unseren Übergang in den Schlaf (Kapha-Typen gehen im Allgemeinen gerne früh ins Bett). Nutze diese erdige, schwere Energie, um dich nun langsam auf einen regenerierenden Schlaf vorzubereiten, und lass die Müdigkeit von Körper und Geist bewusst zu.

Du solltest nun auch nicht mehr viel essen. Ein leichtes Abendsüppchen mit etwas Brot oder Reis ist aus ayurvedischer Sicht für fast jede Konstitution eine sehr gute Wahl. Dein Verdauungsfeuer lodert nun nicht mehr besonders aktiv. Kapha-Menschen sollten nach 19 Uhr nichts mehr essen, denn das würde zwangsläufig zu einer Gewichtzunahme führen.

Geh im Idealfall vor 22 Uhr zu Bett. Das Kapha-Dosha verschafft dir dabei die nötige Bettschwere. Wenn du weit über diesen Punkt hinausgehst, wird es dir immer schwerer fallen, einen regenerierenden Schlaf zu finden, denn in der Nacht wird dein Pitta-Dosha wieder aktiver.

Die Zyklen der Jahreszeiten

Im Ayurveda wird nicht nur der Tag, sondern auch das Jahr durch die drei Bioenergien, die Doshas geprägt. So wie die Doshas den ganzen Tag in Tagesrhythmen unterteilen, teilen sie auch das gesamte Jahr in saisonale Zyklen ein. Dabei regiert jedes Dosha in unseren Breitengraden nur einmal im Jahr. Im Rhythmus der Jahreszeiten empfiehlt Ayurveda bestimmte Verhaltensweisen, um zu dauerhafter Harmonie und Gesundheit zu gelangen. Die eigene Konstitution sollte bei allen Empfehlungen für die Jahreszeiten immer mitberücksichtigt werden.

Frühling – die Kapha-Zeit

Der Frühling ist im Ayurveda eine von Kapha geprägte Jahreszeit, die Zeit der Feuchtigkeit. Die ersten Pflanzen sprießen endlich, und nach der dunklen Jahreszeit freuen wir uns über die länger werdenden Tage und die ersten Sonnenstrahlen. Das Frühjahr wird vom Kapha-Dosha regiert. Kapha bringt die typischen Eigenschaften: kalt, schwer, träge und langsam, und wir spüren das. Die meisten Menschen kennen das: dicker Schnupfen und Frühjahrsmüdigkeit. Wir neigen zu Verschleimungen, Erkältungen und allgemeiner Trägheit. Der „innere Schweinehund" scheint unüberwindlich. Die festsitzenden und zähen Sekrete der kalten Jahreszeit verflüssigen sich und schwächen empfindlich das Verdauungsfeuer. Daher empfiehlt Ayurveda in der Zeit des vorherrschenden Kapha-Doshas eine Zeit der Enthaltsamkeit und vermehrten körperlichen Aktivität.

Der Frühling ist im Ayurveda eine von Kapha geprägte Jahreszeit, die Zeit der Feuchtigkeit.

Aus ayurvedischer Sicht ist ein Fasten im Sinne von Verzicht auf Nahrungsaufnahme für längere Zeit nur für wenige Ausnahmezustände und ausschließlich zu spirituellen Zwecken geeignet. Fasten wird meist nur über ein paar Stunden oder im Bezug auf spezielle Nahrungsmittel praktiziert. In der Kapha-Zeit im Frühling empfehle ich dir das Einhalten einer strengen Kapha-Kost und das Aktivieren des Verdauungsfeuers.

Verzichte möglichst auf schweres Essen Zu den schwer verdaubaren Nahrungsmitteln gehören überbackene Lebensmittel, Braten, Frittiertes und Sahniges. Natürlich spielt auch das richtige Maß eine Rolle: Versuch dich nicht zu überessen, denn insbesondere in der Kapha-Zeit belastest du damit dein Verdauungssystem unnötig.

Halte dich zurück mit rohen Nahrungsmitteln Zu den rohen Speisen gehören große Mengen an Salat, Gemüse und Früchten. Dein Agni ist in dieser Jahreszeit noch sehr schwach, und den meisten Konstitutionstypen fällt es schwer, ausreichend „Feuer" für eine optimale Verwertung zu erzeugen. Das Resultat wird sein, dass die vermeintlich gesunden Nahrungsmittel un- oder nur anverdaut zu lange im Verdauungskanal verbleiben und dort zur vermehrten Bildung von Fäulnisgasen führen können. Wir haben dann einen aufgeblähten Bauch und fühlen uns müde und antriebsarm.

Reduziere alle kalten Speisen Um die zähen Sekrete des trägen Kapha rasch zu verflüssigen, brauchst du im Frühling gut gegarte und warme Speisen. Dein Verdauungsfeuer und dein Stoffwechsel werden angeregt und du fühlst dich von innen heraus durchwärmt und gestärkt. Tabu sind nun kalte Getränke aus dem Kühlschrank, Speiseeis, kalte Quark- oder Joghurtspeisen. Iss vorwiegend leicht, warm und gegart. Suppen, gedünstetes Gemüse ohne viel Fett und Eintöpfe tun nun richtig gut.

Nimm erwärmende Gewürze in möglichst jeder Mahlzeit auf Chili, Ingwer, Kurkuma, Zimt, Pfeffer, Pippali (Langpfeffer), Nelken und Senfsamen kurbeln deinen Stoffwechsel an.

Meide Gebäck und Süßigkeiten Sie sind zu gehaltvoll und vermehren dein Kapha. Damit wirst du dich eher noch träger und schlapper fühlen im Frühjahr.

Dein Frühstück sollte klein ausfallen Ein Frühstück sollte in der Kapha-Zeit warm, gut gewürzt und in kleiner Menge genossen werden. Lass dein Agni lieber zum Mittagessen richtig lodern und iss dich mittags satt.

Verzichte vollständig für einen gewissen Zeitraum auf alle Milchprodukte Milch gilt aus Sicht des Ayurveda als kalt und schleimig und ist für ausgezehrte Vata-Zustände durchaus ein Therapeutikum, nicht jedoch für Kapha. Im Übermaß Milch in der Kapha-Zeit würde aus ayurvedischer Warte zu Erkältungstendenzen, Verstopfung und Hautproblemen führen. Ich empfehle, wenn du eine Reinigungseinheit im Frühjahr planst, aber dabei im Job bleiben willst, zumindest auf Milch und Milchprodukte für 21 bis 28 Tage zu verzichten. Die kleine Einschränkung hat meist einen großen Effekt: Das Gewicht reduziert sich, die Ausstrahlung wird besser, der Stoffwechsel aktiver. Ich habe die Erfahrung gemacht, dass es vielen Menschen zwar nicht ganz leichtfällt, diese Gewohnheit ohne Planungsvorlauf einzustellen, sie aber dennoch dabeibleiben wollen, da der Zugewinn an Lebensqualität sehr hoch ist. Einen konkreten Fahrplan für deine ayurvedische Detox-Kur im Frühling findest du auf meiner Webseite www.ayurvedacademy.de.

Fertignahrung, Fettes und Frittiertes sind jetzt wahre Energieräuber Der Gehalt an Vitalstoffen geht bei diesen Nahrungsmitteln gegen null. Diese Nahrungsmittel sind teuer, voller unbekannter und in der Langzeitwirkung unerforschter Inhaltstoffe und erzeugen dazu noch Unmengen Müll. Mittlerweile weiß jeder, dass Junkfood krank, müde und leistungsschwach macht. Es wird künstlich über den Zusatz von Aromen, Farbstoffen und Geschmacksverstärkern genießbar gemacht, deren Wirkungen alles andere als gesundheitsförderlich sind. Wenn das Agni sehr gut funktioniert, z. B. bei einer ausgeprägten Pitta-Konstitution, werden die nachteiligen Wirkungen dieser Nahrungsmittel weniger stark zum Tragen kommen, ein zarter Vata-Stoffwechsel kann aber empfindliche und nachhaltige Störungen durch den Konsum von viel Fertignahrung aufweisen. In der Kapha-Zeit im Frühling führt viel Junkfood zu Übergewicht, Ödemen und Erkältungen.

Der Gehalt an Vitalstoffen geht bei Fertignahrung, Fettem und Frittiertem gegen null.

Mach dir immer wieder bewusst: Nahrung ist Energie. Dein Anspruch an deine Nahrung sollte hoch sein, damit du dauerhaft gesund, leistungsfähig und voller Lebensfreude bleibst.

Iss nicht zu spät Deine letzte Mahlzeit solltest du spätestens um 19 Uhr einnehmen. Dein Agni ist am Abend recht träge und zu spätes Essen kann zu einem unruhigen Schlaf und Verdauungsstörungen führen. Erst recht Rohkost und Joghurt werden nun nicht mehr gut verwertet und können zu gesundheitlichen Störungen führen.

Iss dich satt, aber nicht zu voll Manchmal schmeckt es uns einfach zu gut und wir verpassen den Punkt, an dem das Sättigungsgefühl eigentlich schon längst Signale gesendet hat. Insbesondere in der Kapha-Zeit im Frühling nimmt uns das Agni die Überfüllung des Magens recht übel und wir haben vermehrt mit Trägheit und Gewichtszunahme zu kämpfen. Die Faustregel, wann der Magen gefüllt ist: Nimm mit jeder Hauptmahlzeit nur so viel auf, wie zweimal in deine beiden zur Schale geformten Hände passt.

Sobald du beginnst, während der Nahrungsaufnahme Luft aufzustoßen, ist der Magen zu zwei Dritteln mit Speisebrei gefüllt und benötigt für die weitere Verwertung den Raum, um optimal arbeiten und den Speisebrei für die weitere Verwertung kneten zu können.

Nimm viele frische Kräuter zu deinen Mahlzeiten Kräuter sind bitterstoffhaltig und regen damit die Produktion von Gallensekret aus der Leber an. Diese sind besonders nützlich, wenn es um die Fettverdauung, Entgiftung und die rechtzeitige Sättigung geht. Spare also nicht mit der Verwendung der Kräuter, die uns besonders im Frühling frisch und reichlich zur Verfügung stehen. Besonders gut tun Rucola, Bärlauch, Brennnessel und Basilikum.

Stoffwechselaktivierender Ingwer-Gewürztee

Zutaten:
1 l Wasser
2–3 cm frisch geriebener Ingwer
5 schwarze Pfefferkörner oder falls erhältlich Pippali (Langpfeffer)
1–2 Nelken
evtl. Vollrohrzucker

Zubereitung: Wasser mit Ingwer und Gewürzen aufkochen und anschließend 10–15 Minuten zugedeckt auf kleiner Flamme köcheln lassen. Tee abseihen und in eine Thermoskanne füllen. Etwas abkühlen lassen und eventuell mit etwas Vollrohrzucker süßen. Falls du Pippali bekommen kannst, probiere ihn aus. Es lohnt sich: Langpfeffer aktiviert, ähnlich wie sein Verwandter, der schwarze Pfeffer, unseren gesamten Stoffwechsel, wirkt reinigend, löst festsitzende Sekrete aus den Bronchien und regt das Verdauungsfeuer an.

Trink dieses Getränk so heiß wie möglich über den Tag verteilt. Es wirkt erwärmend, Agni-stimulierend und verflüssigt das Ama.

Sommer – die Pitta-Zeit

Die Jahreszeit von Juni bis Anfang Oktober, die Zeit für Hitze und Trockenheit, wird im Ayurveda dem Pitta-Dosha zugeordnet. Im Sommer herrscht das hitzige Pitta mit all seinen Eigenschaften vor. Die Sonne steht hoch am Himmel und die Tage sind lang und intensiv. Wir tanken Energie und sind voller Tatendrang. Das Sonnenlicht und die Wärme sind wichtig für unseren Organismus. Wenn allerdings die Hitze zunimmt und uns in den Kopf steigt, neigen wir alle zu Temperamentsausbrüchen à la Pitta. Akut hilft gegen das hitzköpfige Pitta der Aufenthalt im Wald und an fließenden Gewässern, um sich abzukühlen. So sollten auch die Nahrungsmittel und Getränke eine kühlende Qualität haben.

Vermeide lange Sonnenbäder, besonders in der Mittagszeit Bewahre einen kühlen Kopf: Dein Kopf reagiert in der Pitta-Zeit sehr empfindlich auf Hitze. Schütze ihn mit einer Kopfbedeckung oder halte dich im Schatten auf. Ayurveda empfiehlt ohnehin, die empfindlichen Nerven im Kopfbereich vor starker Hitze zu schützen (auch in der Sauna), da eine Erhöhung des Pitta-Doshas hier zu Kopfschmerzen und sogar zu vorzeitigem Ergrauen oder Haarausfall führen kann.

Verlege Sport und anstrengende Aktivitäten auf die frühen Morgen- oder Abendstunden Die Sonne ist dann meist recht schonend und wirkt sich energetisierend auf deinen Körper und Geist aus. Tagsüber ist die Sonnenhitze allerdings zu stimulierend für das Pitta-Dosha und kann zu gereizter Stimmung führen, während sie bei Sonnenauf- oder -untergang entspannend und beruhigend wirkt.

Das einzige wahre Getränk im Sommer ist Wasser in guter Qualität.

Trink ausreichend Den Tipp kennt jedes Kind und dennoch wird er häufig nicht richtig umgesetzt. Falls du schon Durst hast, so ist dies bereits ein Warnsignal deines Körpers. Trink also in der Hitze des Sommers schon bevor dieses Gefühl einsetzt. Die Empfehlung ist ca. drei bis vier Liter, wenn die Temperaturen über 35 °C gestiegen sind. Das einzige wahre Getränk ist Wasser in guter Qualität. Süße Getränke mit viel Kohlensäure oder alkoholische Getränke sind an heißen Sommertagen tabu, da sie nur zusätzlich dein erhöhtes Pitta schüren.

Ayurveda empfiehlt auch im Sommer das Trinken von eher wärmerer Flüssigkeit. Gut eignen sich auf Raumtemperatur abgekühlte Kräutertees wie Minze oder Zitronenmelisse oder auch grüner Tee. Kräuter sind im Allgemeinen ein guter Tipp, um das überschießende Pitta-Dosha rasch zu besänftigen. Falls dir stilles, zimmerwarmes Wasser zu langweilig ist, probiere das Rezept „Infused Water".

Infused Water

Nimm als Basis ein sehr gutes stilles Wasser und füge auf 1 l Wasser eine Handvoll kleingeschnittenes Obst wie Honigmelone, Erdbeeren, Orange, Limone und/oder Kräuter wie Minze, Melisse, Basilikum, Rosmarin, Salbei, Thymian hinzu.

Lass dieses Wasser ca. 1 Stunde (aber nicht länger als 3 Stunden) lang ziehen und genieße es dann in vollen Zügen. Das zarte Aroma bietet Abwechslung und ist ein energetisierender und kalorienarmer Durstlöscher.

Unruhe, Hektik und Streit vermeiden Pitta ist sowieso schon sehr empfindlich, wenn man unter Zeitdruck oder in Konfliktsituationen gerät. Das verstärkt sich, wenn die Hitze des Sommers provozierend hinzukommt. Versuche öfter kleine Pausen im Tagesablauf einzulegen und deinen Geist zu entspannen. Das südländische mañana könnte dein Mantra werden, schließlich wirkt sich Hitze auch auf Denkprozesse und Bewegungen entschleunigend aus.

Schütze deine Haut und fülle sie wieder mit Feuchtigkeit auf Die Haut ist im Sommer besonders anfällig, ist es doch typisch für Pitta, mit Hautreizungen, Entzündlichkeiten und Trockenheit zu reagieren. Schütze deine Haut gut mit langer und luftiger Baumwoll- oder Leinenbekleidung in hellen oder blauen Farbtönen. Zusätzlich verwende einen guten und natürlichen Sonnenschutz. Ein natürlicher Durstlöscher und eine großartige Erfrischung für deine Haut und deine Augen ist Rosenwasser mit Aloe-Vera-Frischpflanzensaft.

Refresher für sonnengereizte Haut

Zutaten:
100 ml abgekochtes Wasser
20 ml Aloe-Vera-Frischpflanzensaft
20 ml Rosenwasser

Zubereitung: Fülle alles zusammen in eine Sprühflasche und sprühe dich mehrfach täglich damit ein, um deine Haut zu rehydrieren und zu beruhigen. Das Spray hält ca. 2 Wochen. Stell es über Nacht in den Kühlschrank, dann wird es noch erfrischender und hält länger frisch.

Gönne dir ab und zu eine Ölmassage Am Abend solltest du dir auch im Sommer ab und zu eine Ölmassage mit warmem Kokosöl geben. Es eignen sich nun duftende und kühlenden Kräuter- und Blütenöle. Die Öle regulieren den Feuchtigkeitsverlust deiner Haut. Nimm danach eine lauwarme Dusche und geh rechtzeitig ins Bett. Ist deine Gesichtshaut nach dem Sonnenbad sehr ausgetrocknet, nimm ein paar Tropfen Aloe-Vera-Frischpflanzensaft und nutze ihn wie ein Hautserum unter deiner Pflege.

> Die richtige Atemtechnik kann viel dazu beitragen, Dampf aus anstrengenden Situationen zu nehmen.

Praktiziere Yoga, Meditation und Atemübungen Wenn es heiß und stickig ist, neigen wir alle zu Schnappatmung. Versuch es doch einfach mal andersherum und beginne genau dann, eine besonders tiefe Bauchatmung zu praktizieren. Allein die richtige Atemtechnik kann schon viel dazu beitragen, dein Feuer zu beruhigen und deutlich Dampf aus anstrengenden Situationen zu nehmen.

Sehr gute Asanas, um dein Pitta auch im Sommer im Zaum zu halten, sind alle Balancehaltungen, z. B. der Baum, der Tänzer, der Adler und auch das Dreieck, sorgen sie doch für gute Bodenhaftung und Ausgleich. Achte allerdings darauf, dich sehr ruhig und achtsam in die Haltungen zu begeben, denn du solltest starke Anstrengungen meiden. Auch können Sonnengrüße mit dem

Aufgang der Sonne sehr harmonisierend wirken oder am Abend der Mondgruß (siehe Seite 141).

Kleine Mahlzeiten mit kühlender Wirkung Nimm im Sommer kleinere Mahlzeiten zu regelmäßigen Tageszeiten ein. Der Anteil an frischem Obst, rohem Gemüse, Salat und Kräutern ist bei uns nun intuitiv sehr viel höher als im Winter. Meide unbedingt frittierte Speisen, Scharfes, Salziges und Saures im Übermaß. Mit selbst gemachtem Pesto und frischen Kräutern hingegen kannst du im Sommer gar nicht übertreiben.

Wähle den richtigen Geschmack Geschmacksrichtungen wie bitter, zusammenziehend (herb) und süß tun uns im der heißen Pitta-Zeit besonders gut und haben kühlende und besänftigende Wirkung. Es ist mittlerweile gar nicht so leicht, diese Geschmacksrichtungen ohne Weiteres zu finden. Wir sind heute eher die besonders süßen und salzigen Geschmäcker gewohnt. Unser Kulturgemüse und unsere moderne Ernährung enthalten im Vergleich zu früher nahezu keine Bitterstoffe mehr. Vor 200 Jahren schmeckten selbst Brot und das Gemüse wesentlich bitterer. Bitterstoffe sind enorm wichtig für viele Verdauungsvorgänge, die Leber- und Gallensekretion, die optimale Funktion der Bauchspeicheldrüse und ein Gefühl von rechtzeitiger Sättigung und Tonisierung.
Bitter sind diese Nahrungsmittel und Gewürze:

- Kurkuma (Gelbwurz)
- Bockshornkleesamen
- Salate wie Chicorée, Endivie, Rucola, Radicchio
- Kräuter wie Löwenzahn, Wermut, Hopfen, Tausendgüldenkraut
- Aloe-Vera-Saft
- Kohlsorten: Rosenkohl, Blumenkohl, Wirsing
- Auberginen
- Artischocke

Herb (das englische Wort herbs für Kräuter weist darauf hin, wo wir diesen Geschmack besonders häufig vorfinden) sind diese Nahrungsmittel und Gewürze:

- viele Kräuter, wie z. B. Basilikum, Rosmarin, Salbei, Thymian
- grünes Blattgemüse
- Brennnessel
- Salate
- grüner Tee
- Bohnen
- Kichererbsen

Herbst und Winter – die Vata-Zeit

Oktober bis Februar ist die Zeit der kalten Winde, in der das Vata-Dosha regiert. Die Tage werden kürzer, es wird kühler. Zu Beginn des Herbstes ist das Pitta-Dosha mit seiner abgemilderten Wärme noch spürbar. Spätestens mit den ersten Herbstwinden und Frost macht sich deutlich das Vata-Dosha bemerkbar. Das ist für viele Menschen eine sehr empfindliche Zeit. Wir fühlen uns fast durchlässig und sind meist etwas fahriger als sonst. So wechselhaft wie das Wetter kann sich auch unser Energieniveau darstellen. Die Pflanzen verlieren ihre Blätter, zentrieren ihre Säfte nach innen, und auch wir sollten uns aus allzu viel Trubel und Hektik zurückziehen und Innenschau halten. Was könnte jetzt schöner sein, als sich mit einem guten Buch, einer Tasse Tee und dicken Wollsocken an den Kamin zu setzen und die Regenschauer einfach auszusperren?

So wechselhaft wie das Wetter kann sich im Herbst auch unser Energieniveau darstellen.

Das ist auch ayurvedisch betrachtet die richtige Verhaltensweise. Dennoch ist Bewegung an der frischen Luft immer gut und sorgt selbst im Winter für eine gute Durchblutung und stabilere Immunität. Um die Wärme zu bewahren, zieht der Körper Blut aus den Gliedmaßen ins Innere. Dieser Effekt lässt die Haut im Vergleich zur Helligkeit und Leuchtkraft des Sommers blasser und grauer aussehen. Deine Muskeln fühlen sich möglicherweise müde an und deine Extremitäten kalt. Tiere würden sich nun in eine Höhle in den Winterschlaf begeben, um in der kühlen Zeit den Energieverbrauch auf ein Minimum zu reduzieren. Auch du darfst in der Vata-Zeit deinem erhöhten Ruhe- und Schlafbedürfnis etwas mehr nachkommen. Halte dennoch deinen Stoffwechsel aktiv und betreibe zwei- bis viermal in der Woche moderaten Ausdauersport, öle dich häufiger ein, rege dein Verdauungsfeuer an und suche die Sauna auf.

Halte dich schön warm, denn mit den sinkenden Temperaturen steigt die Erkältungsneigung. Morgendliche Wechselduschen können dir gut dabei helfen, dich besser an die Temperaturschwankungen anzupassen.

Iss Warmes und Gegartes Wenn du dir die Eigenschaften des Vata-Doshas kalt, trocken, leicht und rau vergegenwärtigst, solltest du möglichst viele Nahrungsmittel konsumieren, die den gegenteiligen Aspekt aufweisen, also Nahrungsmittel, die warm, befeuchtend, nahrhaft und gehaltvoll sind. Deine Hauptmahlzeit in der Wintersaison sollte möglichst gut gegart, leicht verdaulich, saftig und gut gewürzt sein.

Wurzelgemüse für deine Erdung Jetzt tun dir Speisen gut, die dich erden und nähren, z. B. Kürbis, Karotte, Rote Bete, Süßkartoffel, Pastinake und Rüben. Besonders nahrhaft und wohltuend werden diese Wurzelgemüse als Cremesuppe oder mit viel Ghee auf dem Backblech oder in der Pfanne zubereitet. Brot ist nun nicht gut geeignet, da es die Vata-Eigenschaften trocken, rau und kalt verstärkt. Brot wird für Vata bekömmlicher, wenn es erwärmt wird (z. B. im Toaster) und mit Butter oder Ghee bestrichen genossen wird.

Weniger rohe Lebensmittel Reduziere nun auch den Konsum von Salaten und Rohkost, da sie dein Vata unnötig erhöhen. Sie sind kalt und benötigen viel Verdauungsfeuer, das dir jetzt nicht so wie im Sommer zur Verfügung steht. Achtung bei Südfrüchten: Du kannst nur das verwerten, was dein Verdauungsfeuer dir ermöglicht. Tropische Früchte gelten im Ayurveda als kalte Nahrungsmittel, die dein Agni und somit auch die Verwertbarkeit aller anderen Lebensmittel schwächen.

Nutze die erwärmende Kraft der Gewürze Dein Agni ist nun stark damit beschäftigt, für einen Ausgleich der Temperaturen zu sorgen, und steht dir nicht kontinuierlich für Verdauungsprozesse zur Verfügung. Nun kannst du besonders gut auf die aktivierende und erwärmende Kraft der Gewürze zurückgreifen. Auch in unserem Kulturkreis wird seit Jahrhunderten insbesondere im Herbst und Winter nachgeholfen, Speisen verdaubarer, schmackhafter und erwärmender zu gestalten: Denke an die Weihnachtsbäckerei, Rotkohl mit Nelken oder Glühwein.

Diese Gewürze tun in der Vata-Zeit besonders gut: Ingwer, Zimt, Kardamom, Pfeffer, Muskat, Nelken, Chili und Senfsamen.

Im Winter ist Zwiebel-Look angesagt: mehrere Schichten warmer, natürlicher, atmungsaktiver Kleidung.

Halte dich warm Das Wetter im Winter ist kalt und oft stürmisch und nicht vorhersehbar. Die große Veränderlichkeit kann dem von Haus aus unsteten Vata-Dosha sehr zusetzen. Warme Pullis, Schals, Mützen und Socken gehören nun ohnehin für die meisten zum täglichen Gebrauch. Zwiebel-Look ist angesagt: mehrere Schichten warmer, natürlicher, atmungsaktiver Kleidung sind ein guter Schutz, um zu verhindern, dass du dich erkältest, wenn die Temperatur plötzlich sinkt. Nun sind (baum-)wollene Kleidungsstücke in warmen Rottönen ein guter Schutz gegen die Kälte und das zunehmende Vata-Dosha.

Ayurveda weist zusätzlich darauf hin, dass wir in der kalten Vata-geprägten Jahreszeit zusätzliche Schutzmaßnahmen gegen das physische Auskühlen beachten sollten. Insbesondere die Nackenregion und die Füße sollten wir vor der Auskühlung bewahren.

Fußbad gegen abendliche Eisfüße

Bereite dir ein Fußbad mit warmem Wasser. Stell den Wasserkocher mit heißem Wasser dazu und füge nach und nach vorsichtig einen Schuss heißes Wasser hinzu, sodass die Temperatur ansteigt.

Füge dem Fußbad 2–4 TL Senf aus dem Glas hinzu. Ich weiß: Das klingt verrückt und so gar nicht nach Wellness, aber es wirkt! Deine Füße werden gut und anhaltend durchblutet und erwärmt sein.

Salbe deine Füße nach dem Abtrocknen mit etwas Creme oder Ghee ein, und dein Schlaf wird traumhaft.

Folge einem regelmäßigen und ruhigen Rhythmus Besonders in dieser Jahreszeit bist du aufgrund des vorherrschenden Vata sehr störempfindlich. Wie du schon weißt, ist Regelmäßigkeit im Tagesablauf für jede Konstitution und in jeder Jahreszeit sehr wichtig. Nun aber kommt das bewegte und unstete Vata erschwerend hinzu. Auch durch die kürzer werdenden Tage und das kalte und stürmische Wetter kann dein Biorhythmus ordentlich durcheinandergeraten. Sei daher nun besonders konsequent und diszipliniert. Dein Immunsystem und deine Resilienz werden es dir danken.

Steh um 6 Uhr auf und trink nach deiner Morgenroutine (siehe Seite 146) ein großes Glas heißes Wasser. Es gleicht das Vata sofort aus, aktiviert den Stoffwechsel und erwärmt dich. Iss zu regelmäßigen Zeiten und möglichst warm, finde eine angemessene Work-Life-Balance, vermeide Stress und kompensiere am Nachmittag dein Vata mit einem Gewürztee und einer kleinen Süßigkeit. Am Abend sorge dafür, dass du rechtzeitig zur Ruhe kommst. Es ist in der Vata-Jahreszeit nicht sehr ratsam, spät zu essen, nach 18 Uhr noch ins Fitnessstudio zu gehen oder die Nächte durchzufeiern, denn das Vata wird es dir nachtragen.

Tiefe Regeneration Nutze die Nacht, um aufzutanken: Geh möglichst vor 22 Uhr ins Bett. Trink vorher noch eine warme Mandel-Gewürz-Milch (siehe unten) und geh rechtzeitig schlafen. In der Vata-Zeit wirst du wahrscheinlich mehr Schlaf benötigen als sonst. Der Körper ist im Regenerationsmodus und so, wie es vielfach im Tierreich stattfindet, sollten auch wir mit den Energien auf Sparflamme haushalten. Nimm dir ungefähr acht Stunden Zeit zum Schlafen und folge dann deiner Morgenroutine.

Mandel-Gewürz-Milch für einen guten Schlaf

Zutaten für 2 Portionen:
½ l Mandelmilch
1 Msp. Zimtpulver
1 große (Medjoul-)Dattel, entsteint
¼ TL Kardamompulver
2 Fäden Safran
1 TL Ghee

Zubereitung: Die Mandelmilch mit den Gewürzen kurz erhitzen. Dann alle Zutaten mit dem Pürierstab cremig mixen.

Trink diese Gewürzmilch so warm wie möglich vor dem Schlafengehen. Dieses Getränk ermöglicht dir einen tiefen regenerativen Schlaf in der Nacht und ist sehr gut nach einer langen Reise geeignet, da sie den Vata-erhöhenden Effekt der Reise minimiert und der üblichen Verstopfungstendenz entgegenwirkt.

Selbstfürsorge und Massagen Ganz besonders jetzt ist die richtige Zeit für regelmäßige Selbstmassagen oder dich im Rahmen einer ayurvedischen Ganzkörperanwendung (Abhyanga) von der Fußsohle bis zum Scheitel mit warmen Ölen zu durchtränken. Dein Vata wir es dir danken. Du gleichst damit die Trockenheit und Kälte aus, die mitunter tief im Gewebe sitzen können, und sorgst für ein stabiles Immunsystem. Die Ölmassagen haben im Ayurveda eine wichtige Bedeutung: Sie nähren und öffnen die Körperkanäle, stärken das Gewebe, beruhigen das Nervengewebe und wirken sich regenerierend auf das Vata aus.

Ölmassagen nähren und öffnen die Körperkanäle, stärken das Gewebe, beruhigen das Nervengewebe und wirken sich regenerierend auf das Vata aus.

Der Zyklus des Lebens

Aus Sicht des Ayurveda wird auch unser gesamtes Leben in Zyklen unterteilt, die wiederum von den Eigenschaften der jeweils vorherrschenden Doshas beeinflusst werden.

Kapha-Dosha-Zyklus: Die Zeit des Wachstums – Kindheit

Der erste Lebensabschnitt ist von Kapha dominiert. Er startet mit der Geburt und geht langsam ab der Pubertät in den Pitta-Zyklus über. Es geht in dieser Zeit besonders um strukturelle Prozesse: schlafen, essen, wachsen, um Aufbau, Entwicklung und darum, im Leben anzukommen. Insbesondere die Kindheit benötigt ein warmes und schützendes Nest, um ein stabiles Wachstum zu gewährleisten.

Pitta-Dosha-Zyklus: Die aktive Zeit – Pubertät bis frühes Alter

Wenn es darum geht, selbstverantwortliche Entscheidungen zu fällen und deren Konsequenzen zu tragen, sind wir im Pitta-Abschnitt. Wie ungestüm und kraftvoll sich dieses Dosha zeigen kann, wird jeder, der pubertierende Kinder im Umfeld hat, bestätigen können. Wir stehen mitten im Leben. Wir wollen, setzen um und verändern. In diesem Lebensabschnitt wollen wir unser Potenzial entfalten und unser Leben eigenständig in die Hand nehmen. Es geht in diesem Zyklus um Beruf und Berufung.

Vata-Dosha-Zyklus: Die Zeit der Weisheit – Alter

Die Knochendichte lässt nach, die Zellerneuerung wird langsamer, und der Strukturaufbau der Kapha-Zeit, aber auch die Dynamik der Pitta-Zeit reduzieren sich allmählich. Die Weis(s)heit wächst uns aus dem Kopf und wir kommen in das „knackige" Alter. Die Matrix unseres abgespeicherten Erlebens gleicht einer gigantischen Festplatte. Die starke Umtriebigkeit und Sehnsucht aus der Pitta-Zeit lässt nun deutlich nach. Wir haben viele wichtige Lebensbeiträge geleistet und finden nun mehr Zeit und Muße, um uns mit eigenen Themen zu beschäftigen. Nun dürfen wir vermehrt Innenschau halten und uns mit unseren geistig-spirituellen Themen auseinandersetzen. Letztendlich macht es uns das Vata mit seiner leichten Eigenschaft auch leicht, die Anhaftung an diese Erde loszulassen und in einen nächsten Zustand überzugehen.

Stress reduzieren

Nicht außerhalb, nur in sich selbst soll man den Frieden suchen. Wer die innere Stille gefunden hat, der greift nach nichts, und er verwirft auch nichts.

Buddha

Stehst du andauernd auf Stand-by? Hast du viel im Kopf, kommst aber nicht dazu, dein kreatives und schöpferisches Potenzial voll auszuschöpfen? Du musst zu viel sitzen und denken und bewegst dich zu wenig?

Stress ist grundsätzlich ein positiver Trigger, der uns innerhalb kurzer Zeit zu Höchstleistungen befähigt.

Stress ist grundsätzlich erst mal ein positiver Trigger, der uns dazu verhilft, eine hohe Konzentration an Hormonen und Neurotransmittern auszuschütten, die uns innerhalb kurzer Zeit zu Höchstleistungen befähigen. Stress bedeutet zunächst einmal nicht mehr, als dass der Körper in der Folge einer wahrgenommenen Belastung besonders leistungsfähig, mobil und wachsam ist, um uns vor vermeintlichen Bedrohungen zu schützen. So hat es die Natur angelegt, um unser Überleben zu sichern. Ein Urinstinkt, der seit Bestehen des Menschen signalisiert, dass der Körper durch innere oder äußere Faktoren bedroht wird und rasch Energie bereitstellen muss, um zu flüchten oder zu kämpfen.

Heutzutage sind wir eher selten in echte Flucht- oder Kampfszenarien verstrickt, sondern erleben Stresssituationen passiv und ohne den dazugehörigen Bewegungsimpuls. Seit der Schulzeit sind wir darauf konditioniert, dem Stress sitzend oder ruhig verharrend zu begegnen. Das ist ein Problem, da die Stresshormone Cortisol, Adrenalin und Insulin ohne Bewegung kaum abgebaut werden können.

In meiner Praxis erlebe ich täglich die negativen Auswirkungen von Stress, dem wir nicht mehr adäquat begegnen können. Im Laufe der Zeit führt er zu entsprechenden körperlichen und mentalen Beschwerden. Dazu bedeutet Stress für jeden Menschen etwas anderes, und der gesunde Umgang damit, die Resilienz, ist ebenso individuell. Es bedeutet z. B. Stress für deinen Körper und Geist, wenn du regelmäßig Konfliktsituationen im privaten oder beruflichen Umfeld ausgesetzt bist, aber auch ständiger Zeitdruck, Schlafmangel oder akute und chronische Infektionen stellen Stress für den Körper dar. Wir können die naturgegebenen Reaktionen fight or flight nicht folgen lassen und stehen buchstäblich unter Strom.

Um dem negativen Stress konstruktiv zu begegnen, sollten wir häufiger belohnende Pausen machen, um damit einer dauerhaften Erschöpfung entgegenzuwirken. Die uralten und miteinander verwandten Systeme Ayurveda und Yoga bieten hier eine Vielzahl an regenerativen Techniken und Methoden an:

- regeneratives Yoga
- Ölmassagen, entweder selbst am Morgen vorgenommen oder vom Profi in der Ayurveda-Praxis (insbesondere Shirodhara, der königliche Stirnölguss, lässt alle Spannung und negativen Gedankenspiralen rasch verschwinden)

- Einsatz diverser Heilkräuter
- Rasayana-Nahrung (nährend, frisch und regelmäßig, siehe auch Seite 129)
- regenerativer, tiefer Schlaf
- sanfte Bewegung an der frischen Luft
- Meditation
- Singen von Mantras
- Gebete
- Dankbarkeits- und Achtsamkeitsübungen

Das richtige Mindset

Wer sich für die Erhaltung der Gesundheit und Langlebigkeit interessiert, sollte frühmorgens in Brahma Muhurtha aufstehen. Brahma bedeutet Wissen. Die Zeit, um Wissen wahrzunehmen, ist bekannt als Brahma Muhurtha.

Sushruta Samhita

Entwickle aktiv das Gefühl von Glück, Ruhe und Freundlichkeit in deinem Geist und beginne den Tag mit einem Lächeln. Diese kleine Achtsamkeitsübung ist ganz leicht und sehr effizient für ein stressfreies Leben und verbessert dein Gedächtnis, deine Intelligenz sowie deine geistigen und analytischen Fähigkeiten. Dein morgendliches Mindset wirkt sich auf den gesamten Tag aus. Meditation, Gedankenfokus und Achtsamkeit nach dem Erwachen verhelfen dir zu positiver Energie und machen deinen Tag konstruktiver und freudvoller.

Achtsamkeitsübung für den Morgen

Unsere Gedanken beeinflussen unsere Stimmung. „Toxische“ Gedanken rauben uns Kraft und Energie. Als erste mentale Detox-Übung versuche, die Zeit am Morgen ganz dir zu widmen und vermeide es, gleich nach dem Aufstehen auf dein Handy zu schauen, noch bevor du überhaupt richtig wach bist. Die erste

Zeit des Tages gilt in Indien als heilig und wird Brahma Muhurtha, die Stunde Brahmans, genannt. Gönne dir diese besondere Zeit bewusst für dich. Räkle dich nach dem Aufstehen in alle Richtungen und atme danach mit geschlossenen Augen ein paar Mal tief durch die Nase bis tief in den Bauch ein und aus. Jetzt öffne deine Augen langsam und konzentriere dich darauf, was du wahrnimmst:

- Wie fühlt sich dein Körper an?
- Was hörst und siehst du um dich herum?
- Spürst du deinen Atem?

Wenn Gedanken kommen, nimm sie einfach wahr, ohne sie zu interpretieren. Ungefähr so: „Aha, ich mache mir gerade Gedanken darüber, ob ich für das Meeting heute Nachmittag auch wirklich alles vorbereitet habe. Darum kümmere ich mich im Büro." Dann konzentriere dich wieder auf den Moment. Diese kleine Achtsamkeitsübung hilft dir, ganz im Jetzt zu sein. Dieser bewusste Start in den Tag bringt dir Kraft für alle Aufgaben und Herausforderungen, die dich erwarten.

Wenn während einer Achtsamkeitsübung Gedanken kommen, nimm sie einfach wahr, ohne sie zu interpretieren.

Wenn du deine Achtsamkeit fortgeschrittener schulen möchtest, setzte dich aufrecht an einen Lieblingsort auf den Boden oder ein Kissen und beobachte meditativ deinen Atem. Diese Übung kostet dich nur fünf bis 15 Minuten deines Tages und verhilft dir zu Fokussierung und zielgerichteter Konzentration für den gesamten Tag.

Meditationsübung „Reinigender Atem"

Eine eigene kleine Meditationspraxis zu entwickeln, ist die effektivste Methode zur Fokussierung auf deine Visionen und Ziele, zum Reflektieren und Ausrichten auf den bevorstehenden Tag. Nur wenige Minuten Meditation täglich bringen Ruhe, Gelassenheit und Zufriedenheit. Es gilt als neurowissenschaftlich erwiesen, dass Menschen, die regelmäßig meditieren, deutlich seltener an den gesundheitsschädigenden Folgen von Stress auf die Hirnleistung zu kämpfen haben.

Aus meiner Praxis weiß ich, dass das größte Hindernis für die eigene Meditationspraxis häufig eine überzogene Vorstellung dessen ist, was wir glauben, was Meditation eigentlich ist. Wir vermuten, wir müssen ganz still aufrecht im Lotussitz mit einer speziellen Atmung für mindestens eine Stunde lang den Zustand der völligen Gedankenfreiheit erreichen. Dies sind jedoch bereits die vollendeten Formen der Meditation, die von den Menschen, die diese tiefe Technik beherrschen, über viele Jahre Schritt für Schritt erarbeitet wurden.

Zwischen 5 und 6 Uhr morgens herrscht das Vata-Dosha vor. Diese Uhrzeit ist aus ayurvedischer Sicht „sattva", besonders rein und unangetastet, eine Zeit, die nur für dich und noch unbelastet ist. Ich höre oft, dass es – entgegen jeder Erwartung – vielen Menschen besonders leichtfällt, um diese Uhrzeit aufzustehen

Meditiere unmittelbar nach dem Erwachen für zehn Minuten. Die folgende Mediation ist sehr einfach und dennoch effektiv, sie wird dir ohne Mühe und Anstrengung leichtfallen:

- Setze dich aufrecht auf einen Stuhl oder im Schneider- oder Kniesitz auf den Boden. Schließe deine Augen.
- Nimm deinen Atem bewusst wahr, ohne ihn zu verändern.

Nun steuere deine Atmung aktiv:

- Atme durch die Nase in den Bauchraum ein. Dabei kannst du dir vorstellen, dein Bauchraum sei ein Luftballon, den du voll mit Luft füllst und beim Einatmen vorwölbst.
- Warte, bis der Ausatemreflex sich von allein einstellt, und lass nun langsam durch die Nase die Luft aus deinem Bauchraum ausströmen.
- Mit jeder Einatmung sage dir innerlich: „Ich nehme frische Kraft und Energie auf", mit jeder Ausatmung: „Ich lasse Altes und Verbrauchtes einfach los."
- Lass die Atmung dabei langsamer und vollständiger werden.

Mentale Selbstfürsorge

Bewege dich viel an der frischen Luft und versuche deine Konzentration auf das Wesentliche und den Augenblick zu beschränken. Vielleicht hilft dir dabei die Rezitation eines Mantras, einer positiven Affirmation oder der Fokus auf das Atmen im Bezug zum Gehen. Es können und dürfen sich auch negative Gedanken oder Gefühle melden. Nimm diese Gedanken oder Gefühle nur kurz wahr, ohne sie zu bewerten, und richte den Fokus wieder auf die bewusste Wahrnehmung des gegenwärtigen Augenblicks.

Bewege dich viel an der frischen Luft und versuche deine Konzentration auf das Wesentliche und den Augenblick zu beschränken.

Reflektiere bewusst deine Eindrücke und schreibe oder skizziere sie in einem Buch für dich. Sie sind sehr wertvoll und können dir eine gute Stütze sein. Im Yoga sagen wir „Bewusstsein lenkt“. Alles, was von unserem Bewusstsein wahrgenommen wird, das heißt, gedacht oder gefühlt wird, hat nun auch die Möglichkeit, sowohl erlöst zu werden als auch in Erfüllung zu gehen. Nutze die uralten und kraftvollen Werkzeuge Meditation und Yoga, um diese Prozesse anzustoßen.

Vermeide es, dich ständig mit dem Handy, Gesprächen, Fernsehen, ausgedehnten Shoppingtouren, Sport etc. abzulenken. Du solltest nicht unterschätzen, dass dein Geist Regenerationszeiten benötigt und selbst Gedanken verstoffwechselt werden müssen. Dafür braucht dein Gehirn Zeit und Ruhe.

Guter Schlaf

Durchschnittlich schlafen wir sechs bis acht Stunden pro Nacht, wobei das Schlafbedürfnis individuell je nach Konstitution und dominantem Dosha sehr variieren kann. So kann ein Kapha-Typ gut mit sechs Stunden Schlaf auskommen, während Vata-Menschen bis zu zehn Stunden Schlaf brauchen. Mit zunehmendem Alter, also je mehr wir in den Vata-dominierten Lebensabschnitt kommen, nimmt die Gesamtschlafdauer tendenziell ab.

Der Tag-Nacht-Rhythmus ist unser wichtigster Taktgeber. Seit Anbeginn der Menschheit bestimmt der Auf- und Untergang der

Sonne unseren Rhythmus mit den entsprechenden Aktivitäts- und Ruhephasen. Diese natürlichen Rhythmen geraten in unserer modernen Industriegesellschaft durcheinander. Derzeit leidet in Deutschland jeder Zehnte unter Schlafstörungen. Aufgrund von Schichtarbeit, Stress, unangepasster Lebensweise oder ständiger Lichtexposition wird die Nacht immer mehr zum Tag gemacht.

Qualitativ hochwertiger und regenerativer Schlaf trägt wesentlich zur Erhaltung der Gesundheit bei. Ist der Schlaf gestört, können die mentale und körperliche Vitalität, das Immunsystem und die Resilienz Schaden davontragen. Schlafmangel fördert Depressionen und sogar Demenzerkrankungen und reduziert deutlich die Leistungs-, Konzentrations- und Reaktionsfähigkeit sowie das allgemeine Wohlbefinden.

Ayurveda weiß, wie wichtig die Regeneration in der Nacht ist, um Oja (Strahlkraft) zu erhalten, Agni (Verdauungsfeuer) zu stärken und Ama (Stoffwechselgifte) gar nicht erst anzusammeln. Sowohl die Ursachen als auch die Symptome einer Schlafstörung sind meist von einem erhöhten Vata-Dosha gekennzeichnet.

Die Happy Moon Milk hilft dir, deine Energie wieder auszugleichen und die negativen Auswirkungen von Stress rasch abzubauen.

Die Happy Moon Milk (Rezept siehe nächste Seite) hilft dir, nach einem überfrachteten Tag deine Energie wieder auszugleichen und die negativen Auswirkungen von Stress rasch abzubauen. Wenn du nervlich sehr belastet bist, wird sich das zwangsläufig auf deine Libido, deine Regeneration und dein Schlafverhalten auswirken. Andersherum ausgedrückt: Wenn du nachts wieder erholsamer schlafen kannst, kannst du Stress besser kompensieren und hast auch wieder mehr Lust. Trink diese Milch am Abend, sie wird dir eine gute Entspannungs- und Einschlafhilfe sein. Sie enthält gleich drei wirkungsvolle Komponenten:

- **Ashwagandha** ist ein Nerventonikum und verhilft zu einem tiefen Schlaf (bei uns ist die Pflanze unter dem Namen Schlafbeere bekannt). Sie fördert wie schon erwähnt die Libido und wirkt sich allgemein leistungssteigernd aus.

- **Kakao** regt die Bildung von Dopamin und Serotonin an. Beides sind Neurotransmitter, die sich stimmungsaufhellend und entspannend auswirken. Der Magnesiumanteil in rohem Kakao sorgt zudem für eine Entspannung der Muskulatur.
- **Hopfen** ist uns als entspannend wirkendes Kraut bekannt, wir kennen schließlich alle die beruhigende Wirkung von Bier. Was viele nicht wissen: Hopfen enthält östrogenähnliche Phytohormone, die bei Hormonstörungen wie schmerzhafter Menstruation, PMS und Hitzewallungen während der Menopause eine gute Unterstützung sein können. Hopfen ist außerdem ein klassisches Naturheilmittel zur Förderung eines regenerativen Schlafes, bei Unruhezuständen und Nervosität.

Happy Moon Milk

Zutaten für 1 Portion:

250 ml Hafermilch
1 EL Mandelmus
1 TL Ashwagandhapulver
1 TL rohes Kakaopulver
1 TL Hopfenblüten
1 Prise Steinsalz
1 TL Kokosblütenzucker
1 TL Ghee

Zubereitung: Erwärme die Hafermilch mit dem Mandelmus. Rühre anschließend bei geringer Hitze das Ashwagandha- und das Kakaopulver mit einem Schneebesen unter. Füge die Hopfenblüten hinzu. Lass das Getränk einige Minuten vor sich hin köcheln. Seihe die Moon Milk durch ein Teesieb in die Tasse und füge Salz, Zucker und Ghee hinzu.

Sechs einfache Tipps für einen tiefen Schlaf

Iss früh zu Abend Eine üppige, späte Mahlzeit beansprucht deine Verdauung mehr, als sie um diese Uhrzeit bewältigen kann – das reduzierte Agni verhindert eine vollständige Verstoffwechselung und somit einen gesunden Schlaf. Ayurveda empfiehlt, das Mittagessen zur größten Mahlzeit des Tages zu machen, wenn das Pitta-Feuer für die Verdauung am stärksten lodert. Nimm eine leichte Mahlzeit bis spätestens 19 Uhr ein und versuche vor dem Schlafengehen mindestens zwei Stunden auf Nahrungsaufnahme zu verzichten, um dem Agni ausreichend Zeit für die vollständige Verwertung zu lassen. Nach Sonnenuntergang werden deutlich weniger Verdauungssekrete produziert und aufgenommene Nahrung bleibt an- oder unverdaut im Verdauungskanal.

Reduziere den Alkoholkonsum Alkohol hilft zwar anfangs oft beim Einschlafen, beansprucht aber deine Leber (ein Pitta-Organ) recht stark und verhindert den natürlichen Regenerations- und Reinigungsprozess der Organe in der Nacht. Regelmäßiger Alkoholkonsum vor dem Schlafengehen erhöht Ama (Stoffwechseltoxine).

Erde deine Beine Wenn das erhöhte Vata dich zu unruhig oder zappelig macht und an Schlaf nicht zu denken ist, leg dir nachts ein zusätzliches Kissen oder eine oder mehrere Decken auf die Beine. Da das Vata Dosha sich in all seinen Eigenschaften vornehmlich im unteren Rücken und den unteren Extremitäten lokalisiert, kann es sich hier besonders kribbelig und bewegt zeigen und deinen Schlaf empfindlich stören.

Massiere deine Füße Sowohl das Vata- als auch Pitta-Dosha werden durch eine liebevolle (Selbst-)Massage vor dem Schlafengehen besänftigt. Insbesondere die sanfte Massage der Füße mit warmem Sesamöl ist eine Wohltat für den ganzen Körper, erdet, reguliert über die Reflexzonen fast alle Organsysteme und entspannt den Geist.

Geh vor 22 Uhr ins Bett Gegen 22 Uhr löst das transformierende Pitta das schläfrige Kapha ab. Der Körper nutzt diesen Zeitraum von vier Stunden (von ca. 22 bis 2 Uhr), um Erlebnisse, Emotionen und etwaige Essensreste zu verdauen. Außerdem laufen viele regenerierende innere Prozesse auf Organebene ab. Unser Organismus nutzt die Schlafphase, um sich selbst zu reparieren und Zellen zu erneuern. Versuche unbedingt, rechtzeitig vor dem Beginn der nächtlichen Pitta-Zeit ins Bett zu kommen, sonst kann dich die dynamische Energie stundenlang auf Trab halten und jede Hoffnung auf einen guten und regenerativen Schlaf zunichtemachen.

Entspannende Atemübung für einen tiefen Schlaf

Anstatt Schäfchen zu zählen, kann dir die einfache Sama-Vritti-Atemtechnik dabei helfen, besser, schneller und tiefer einzuschlafen. Es ist eine einfache Atemtechnik zur Beruhigung deiner Nerven und für tiefe Entspannung.

Leg dich auf den Rücken, nimm dir vielleicht eine gerollte Decke unter die Kniekehlen, lass deine Knie und Füße auseinanderfallen und löse Spannungen aus den Hüften. Entspanne deinen Rücken und die Halswirbelsäule und lass bewusst den Kiefer los.

Leg die Hände auf den Bauch und spüre, wie sich deine Bauchdecke mit der Einatmung deutlich hebt und mit der Ausatmung nach innen zieht. Zähle mit der Einatmung innerlich bis vier, mach eine kurze Pause zwischen den Atemzügen und zähle ebenso bis vier mit der Ausatmung. Widerhole das einige Atemzüge lang. Stelle dir vor, du nimmst mit jeder Einatmung frische Energie in jede Zelle auf und lässt Verbrauchtes mit der Ausatmung los.

Schöne und strahlende Haut

Unsere Haut ist der sprichwörtliche Spiegel unserer Seele.

Unsere Haut ist der sprichwörtliche Spiegel unserer Seele und meist das sichtbarste Signal dafür, dass etwas nicht stimmt. Umso mehr möchten wir bis ins hohe Alter eine jugendliche und strahlende Erscheinung aufrechterhalten und uns wohl in unserer Haut fühlen. Ayurveda ist hier ein wunderbares Werkzeug, um schon rechtzeitig zu erkennen, wie es unserer Haut geht und wie wir schon im Vorfeld dazu beitragen können, sie gesund zu halten.

Um eine gesunde Haut zu erhalten, empfiehlt Ayurveda einen an die individuelle Konstitution angepassten Lebensstil mit der passenden Ernährung, Bewegung und Regeneration. In einer Vata-lastigen Gesellschaft, die besonders mental für viel Ruhelosigkeit und Unruhe sorgt, brauchen wir für eine schöne Haut ausreichend Ruhe, Schlaf und Innenschau. Ebenso wird das Erscheinungsbild der Haut weniger unter den Vata-Symptomen leiden, wenn übermäßige Sonnen- und Windexposition vermieden wird. Schau dir hierzu die Rasayana-Tipps auf Seite 129 an. Jedes Dosha spiegelt sich sowohl in seinem gesunden als auch in seinem gestörten Zustand in unserem Hautbild wider.

	DIE HAUT IM GESUNDEN ZUSTAND	TYPISCHE ZEICHEN EINER STÖRUNG
Vata	• feine und zarte Haut • reagiert empfindlich auf Wind und Kälte • kann trocken und schuppig sein • fühlt sich kalt und rau an • muss gut gefettet werden	• Tendenz zu Faltenbildung und Rissen • fahler und grauer Teint und fehlender Glanz • ausgeprägte Blässe • dünn mit deutlich sichtbaren Blutgefäßen • reagiert schmerzhaft und sensibel auf alle Umweltreize
Pitta	• sensible, lichtempfindliche Haut • reagiert empfindlich auf Hitze und trockene Heizungsluft • Tendenz zu Sommersprossen • rötlicher Hautton • fühlt sich warm und trocken an • muss gut befeuchtet werden	• Neigung zu Allergien (z. B. Nesselsucht, Sonnenallergie) • eitrige, pustelige Entzündungen und Pickel • Hyperpigmentierung • schlechte Wundheilung • reagiert stark auf frittierte und minderwertige Nahrung
Kapha	• elastische, straffe, weiche und eher fettige Haut • reagiert empfindlich auf fettige Nahrung und zu viel fettige Pflege • kann an der T-Zone zu Mitessern und fettigem Teint neigen • fühlt sich kühl und feucht an • ist widerstandsfähig, bis ins Alter gut befeuchtet und bildet wenig Falten	• Neigung zu Wassereinlagerungen • fettiger, talgiger und blasser Teint • Tendenz zu Hautanhängseln (z. B. Warzen, Lipome) • Juckreiz • ungesundes Aussehen

Tipps für die Hautpflege

Vata-Typ:

- Nutze reichhaltige Öle und Cremes.
- Nimm dir zwei- bis dreimal die Woche Zeit für ein befeuchtendes Gesichtsdampfbad mit Rosen- oder Lavendelwasser.
- Verwende gute Öle (besonders im Winter), z. B. Mandel-, Sesam- und Granatapfelkernöl.
- Mach ein sanftes Peeling für Gesicht und Dekolleté: gemahlene Mandeln oder Heilerde mit Reinigungsmilch und Rosenwasser vermengt.
- Sorge für gute tägliche Wasser- und Mineralstoffversorgung.

Pitta-Typ:

- Achte gut auf eine tägliche und befeuchtende Pflege und Reinigung.
- Nutze kühlende Öle und Seren wie Kokosöl und Aloe-Vera-Serum.
- Meide starke Hitzereize wie lange Sonnenbäder und Sauna.
- Meide scharfe und austrocknende Gewürze wie Chili, Pfeffer und getrockneten Ingwer.
- Nutze im Sommer zur Kühlung Rosen- oder Orangenblütenwasser in einem Sprühfläschchen und befeuchte deine Haut damit regelmäßig.
- Kühlende Gesichtsmaske: Püriere ½ Gurke und 2 EL Aloe Vera mit 2 EL feiner (grüner) Heilerde, vermische alle Zutaten und trage die Maske für 10 Minuten auf (Vorsicht: kann tropfen – lieber im Liegen anwenden!).

Kapha-Typ:

- Nimm eine leichte Pflege mit geringem Fettgehalt.
- Bevorzuge aktivierende, warme Anwendungen wie Dampfsauna und aktivierende Trockenmassagen (Garshana, siehe Seite 120)
- Schwitze und aktiviere deinen Stoffwechsel mit täglicher Bewegung und Ingwerwasser.
- Nutze nach der Reinigung anregende Gesichtswässer mit Salbei und Rosmarin.
- Mach regelmäßige Peelings für Gesicht und Dekolleté mit 1 EL Gerstenschrot und warmem Wasser zu einem Brei vermengt.
- Mach ein- bis zweimal die Woche eine Hautmaske: 2 EL Aloe-Vera-Saft, ½ TL Honig, 1 Tropfen Teebaumöl vermischen und auf Gesicht, Hals und Dekolleté auftragen.
- Mach besonders im Frühling regelmäßige Gesichtsdampfbäder mit Thymian, Rosmarin, Steinsalz oder Ingwer.

Hinweise für alle Dosha-Typen

Nasya: Nach der morgendlichen Reinigung der Sinnesorgane oder kurz vor dem Schlafengehen träufle dir zwei Tropfen eines guten biologischen Sesamöls oder eines speziellen Nasya-Öls (im Handel unter dem Namen Anu Thailam erhältlich) in jedes Nasenloch. Diese einfache Methode kann dazu beitragen, Falten im Gesicht vorzubeugen, Ama (Stoffwechselprodukte) aus dem Kopfbereich zu eliminieren und das Haar vor dem Ergrauen zu bewahren.

Abhyanga: Die regelmäßige ayurvedische (Selbst-)Ölmassage wird empfohlen, um die Haut und die darunter liegenden Gewebsschichten in der Tiefe zu nähren und stabil und flexibel zu erhalten (eine genaue Anleitung für die Selbstmassage findest du auf Seite 118). Um das Haarwachstum anzuregen oder einem vorzeitigen Ergrauen entgegenzuwirken, hilft Bhringaraj-Öl; um dem Körper eine Verjüngungskur zu verpassen, eignet sich Dhanvantaram Thailam.

Amla: Die gelbe Amla-Beere ist sehr reich an Vitamin C. Amla ist ein stark antioxidativ wirksames Phytotherapeutikum und wird für den innerlichen Gebrauch als getrocknetes Pulver, in Kapseln oder als Presslinge verwendet. Amla wirkt sich verjüngend auf die Haut aus, baut neues Gewebe auf, fördert Haar- und Nagelwachstum, kräftigt die Zähne und verbessert die Sehkraft.

Aloe Vera: Aloe heißt im Ayurveda Kumari. In der indischen Mythologie ist Kumari das schöne Mädchen, das gerade beginnt, seine weibliche Reife zu erlangen. Es ist ein ideales Naturprodukt, um Feuchtigkeit und Spannkraft in der Haut zu halten. Du kannst Aloe-Vera-Saft sowohl innerlich als auch äußerlich anwenden. Nutze es wie ein Serum unter deiner Hautcreme und nimm 1 EL Aloe Vera (für die innerliche Anwendung) in Wasser gelöst am Morgen ein.

Knochenbrühe: Diesen Tipp zu geben fällt mir als „eingefleischter" Vegetarierin nicht leicht. Dennoch wird auch in den alten ayurvedischen Schriften die Einnahme von tierischen Nahrungsmitteln bei entsprechender Indikation empfohlen, so auch der Genuss von Knochenbrühen, wenn sich eine Vata-Störung mit den typischen Zeichen von Trockenheit, Ausgezehrtheit und Entkräftung zeigt.

Knochenbrühe ist ein stärkendes Nahrungsmittel mit einem hohen Kollagengehalt. Kollagen ist das Protein, das für die Struktur von Haut, Knochen und Bindegewebe verantwortlich ist. Mit zunehmendem Alter, durch Stress, falsche Ernährung, Rauchen und Sonnenlicht wird dieses Protein abgebaut und kann zu vorzeitiger Faltenbildung führen. Ausreichend Kollagen sorgt für eine sichtbare Reduktion von Alterungserscheinungen und erhöht die Flexibilität der Haut. Kollagen kann sogar Cellulite deutlich reduzieren, da das Bindegewebe seine Spannkraft zurückerhält.

Klare Knochenbrühe

Zutaten:
2 kg Weideland-Bio-Rinderknochen
Saft von 2 Limonen
1 EL schwarzer Pfeffer
4 Pimentkörner
4 Nelken
2 Lorbeerblätter
3 Stiele Thymian
1 rote Zwiebel
1 Karotte
1 Petersilienwurzel
¼ Sellerieknolle
1 Stange Lauch

Zubereitung: Knochen kalt abbrausen, mit 4 l kaltem Wasser in den Topf geben. Die Gewürze, Kräuter und den Limonensaft hinzufügen. Bei niedriger Hitze aufkochen lassen und 6–7 Stunden mit leicht geöffnetem Deckel bei geringer Temperatur köcheln.

Zwei Stunden vor Ende der Garzeit die Zwiebel halbieren, in der Pfanne anrösten, bis die Schnittfläche dunkel ist. Das Gemüse waschen, in grobe Stücke schneiden und mit der Zwiebel zur Brühe geben. Am Ende der Garzeit alles durch ein Haarsieb in einen zweiten Topf gießen und heiß in saubere Gläser füllen. Entweder einwecken oder im Kühlschrank aufbewahren (hält ca. 2 Wochen).

Abhyanga – Selbstmassage mit warmem Öl

Die Anwendung von Ölmassagen führt zu einem sanften, flexiblen, starken und attraktiven Körper. Sie sind äußerst vorteilhaft für die Haut und sollten deshalb regelmäßig durchgeführt werden.
Werden die Kopfhaut und die Haare regelmäßig mit Öl massiert, stärkt das die Haare und Haarwurzeln. Die natürliche Haarfarbe bleibt bewahrt.
Die Gesichtshaut dankt es mit strahlender Schönheit, alle Sinnesorgane werden geschärft und ein erholsamer Schlaf und emotionale Ausgeglichenheit werden gefördert. Probleme wie Kopfschmerzen, Haarausfall oder graue Haare werden nicht auftreten. Charaka Samhita

Besonders wohltuend für die Haut ist die ayurvedische Massage mit warmen Ölen.

Besonders wohltuend ist die ayurvedische Massage mit warmen Ölen. Diese Massage, Abhyanga genannt, wirkt sich stabilisierend auf das Nervensystem und die Muskulatur aus und hat sowohl nährende als auch reinigende Effekte. Dazu bekommst du eine gut gepflegte und elastische Haut und das Haarwachstum wird angeregt. Dies ist eine wunderbare Technik, um dein Vata rasch in den Griff zu bekommen, dich von innen heraus tief zu durchwärmen und deine Haut straff und elastisch zu halten.

Diese Selbstmassage ist eine etwas aufwendigere Methode. Du solltest dir ausreichend Zeit, Ruhe und Muße dafür gönnen. Uns mag es ungewöhnlich erscheinen, dass man im Ayurveda diese Massage mit warmen Ölen vor dem Duschen durchführt.

- Dein Bad sollte gut beheizt sein.
- Nimm dir 100–200 ml eines guten kalt gepressten Sesam- oder Kokosöls mit dem Duft deiner Wahl (siehe weiter unten).
- Erwärme das Öl auf der Heizung oder im Wasserbad auf ca. 30–40 °C.
- Leg dir ein altes Handtuch auf den Boden (das Öl lässt sich manchmal nicht rückstandsfrei auswaschen und riecht dann ranzig).
- Reibe dich komplett von Kopf bis Fuß mit dem warmen Öl ein und spare dabei auch nicht die kleinste Stelle aus (also auch

zwischen den Zehen, hinter den Ohren etc.); in dieser Abfolge:

- Beginne mit dem Kopf und massiere in kreisenden Bewegungen die gesamte Kopfhaut.
- Wandere in streichenden Bewegungen auf die Stirn, kreisend um die Schläfen und Wangen und mit sanften Kniffen um die Kieferpartie. Die Ohren werden in die Länge gezogen und mit Daumen und Zeigefinger geknetet.
- Nun den Nacken streichend massieren.
- Die Schultergelenke umkreisen, die Arme bis zu den Händen ausstreichen.
- Die Handflächen mit dem Daumen drücken.
- Nun mit kreisenden Bewegungen den Brustkorb und den Bauch in kreisenden Bewegungen im Uhrzeigersinn mit der flachen Hand streichen, dann das Gesäß und die Hüfte kreisend massieren.

- Nun die Beine kräftig mit sanftem Druck streichen. Die Knöchel umkreisen und die Fußsohle mit dem Daumen massieren und drücken.
- Verweile an jedem Körperteil einige Minuten lang. Über die Dauer der Massage kann das Öl tiefer im Gewebe seine Wirkung voll entfalten. Widme dich in Liebe ganz dir selbst.
- Du wirst tendenziell mehr Öl benötigen, wenn draußen Minustemperaturen vorherrschen oder dein Vata aufgrund von Stress besonders hoch ist.
- Nimm dir viel Zeit für dich und lass das Öl ca. 10–15 Minuten einwirken, bis du dich unter die Dusche begibst.
- Halte dich beim Einmassieren warm und windgeschützt.
- Wenn du eine Sauna hast, kannst du mit zusätzlicher Wärme das Öl noch tiefer ins Gewebe einschleusen.
- Im Anschluss geh unbedingt warm duschen. Das stehen gebliebene Öl auf deiner Haut hat neben der nährenden auch reinigende Wirkung und sollte abgewaschen werden.

- Wenn du sehr volles und langes Haar hast, kann es schwierig sein, das Öl gut und vollständig auszuwaschen. Dafür solltest du ins Haar eine gute Portion Shampoo ohne Wasser auftragen, mit den Fingerspitzen gut aufemulgieren und dann abduschen und das Waschen nochmals wiederholen.
- Nach dem Duschen trockne Körper und Haare gut ab, verweile noch ca. 15–30 Minuten mit Tee und in Ruhe in der Wärme und starte deinen Tag mit dem obligatorischen heißen Wasser und deinem warmen Frühstücksbrei.

Garshana – Selbstmassage mit Seidenhandschuh

Garshana fördert die Durchblutung, regt den Lymphfluss an und begünstigt den Abtransport von Stoffwechselprodukten.

Die ayurvedische Garshan-Massage wird mit den originalen Wildseidenhandschuhen oder als Bürstenmassage für etwa 3–4 Minuten täglich durchgeführt. Sie fördert die Durchblutung, wobei Stoffwechselprodukte wirksam aus dem Gewebe abgebaut werden. Die Durchblutung der Haut wird angeregt und elektrostatische Aufladung wird ausgeglichen. Durch das sanfte Beseitigen der Hautschüppchen ist die Haut besonders aufnahmefähig für pflegende Lotionen und Öle. Der Lymphfluss wird angeregt und somit der Abtransport von Stoffwechselprodukten über die Lymphe begünstigt. Insgesamt wirkt diese Massage Kapha-reduzierend und hilft, Ama abzubauen.

Du kannst diese Massage in der Kapha-Jahreszeit oder zu Reduktion von Kapha anstatt der Abhyanga- der Ganzkörperölmassage durchführen. Die Abfolge ähnelt sehr der Ölmassage. Sei an empfindlichen Körperstellen zurückhaltend mit zu viel Druck.

Aromatherapie

Während für eine „echte“ therapeutische Ayurveda-Massage meist hochwertige medizinierte Öle (Thailams) verwendet werden, kannst du für den Hausgebrauch auf eine DIY-Mischung mit ätherischen Ölen zurückgreifen. Diese Öle sind eine Wohltat für die Sinne und tragen mit den zugesetzten Düften dazu bei, das entsprechende Dosha zu besänftigen.

Basisrezeptur für ein ayurvedisches Wohlfühl-Massage-Öl

Auf 150 ml Basis-Öl (je nach Konstitution) nimmst du 15–25 Tropfen gutes ätherisches Bio-Öl. Folge deiner Nase und stelle deine individuelle Mischung zusammen.

Hinweis: Manche ätherischen Öle können allergische Reizungen auslösen und sollten daher vorher auf einem kleinen Hautareal getestet werden.

Vata: Wenn dein Vata luftig und unruhig ist und dir häufig der Boden unter den Füßen fehlt, können dir diese Düfte helfen, zentriert und besonnen zu bleiben. Gerade du liebst die feine Wirkung der Düfte, da deine Sinne ohnehin besonders zart sind. Als Trägeröl ist für Vata Sesamöl oder Mandelöl gut geeignet.

- Zum Ausgleich der Trockenheit: Rose, Sandelholz, Lavendel, Geranium, Vetiver, Weihrauch. Diese Öle nähren und pflegen die trockene, leicht schuppige Vata-Haut. Sie helfen, Falten zu glätten, und stärken auch die reife, wintermüde oder sonnenstrapazierte Haut.
- Für Erdung und Strukturierung: Sandelholz, Vetiver, Angelikawurzel, Kamille, Ingwer. Diese Düfte erden und helfen dem luftigen Vata-Typ, sich fest verwurzelt, gut geerdet und strukturiert zu fühlen.
- Für Konzentration: Basilikum, Zypresse, Rose, Patchouli, Orange. Mithilfe dieser Düfte ist Vata besonnen.
- Gegen Kummer und Sorgen: Lavendel, Ylang-Ylang, Sandelholz, Zimt, Orange. Diese Düfte lassen das Gedankenkarussell zur Ruhe kommen.

Pitta: Dein Pitta ist von Natur aus feurig und ungestüm. Du brauchst zum Ausgleich kühlende Düfte. Die folgenden Düfte können dir subtil dabei helfen, dich zurück zu deiner Mitte zu bringen und Wut, Ehrgeiz und Spannung loszulassen. Als Trägeröl ist für Pitta gutes Kokosöl gut geeignet. Für sehr gereizte Stellen eignet sich die gezielte Anwendung von Ghee. Sind die Temperaturen im Winter im Minusbereich, kannst du dich auch an das wärmende gereifte Sesamöl wagen.

- Für die trockene Pitta-Haut: Rose, Lavendel, Sandelholz, Jasmin, Neroli. Diese Düfte beugen Irritationen und Feuchtigkeitsverlust vor.
- Gegen unreine Haut: Lavendel, Bergamotte, Zypresse, Geranium, Wacholder. Mit diesen Ölen regulierst du deine Haut, wenn sie sowohl fettig und unrein als auch trocken und irritiert reagiert.
- Für mentale Entspannung: Lavendel, Rose, Geranium, Kardamom, Limette, Orange. Stehst du sehr unter Spannung, helfen dir diese Öle, dein reizbares Temperament zu beruhigen.
- Bei Feueralarm im Kopf: Rose, Lavendel, Pfefferminz, Fenchel, Kamille blau. Steigen im Sommer die Temperaturen oder fühlst du dich gestresst, sind das die richtigen Aromen.

Kapha: Als Kapha-Konstitution bist du ruhig, geerdet und besitzt ein stabiles Immunsystem. Manchmal nimmt dein Erdanteil überhand und du fühlst dich dumpf, träge und schwer. Diese Düfte können dazu beitragen, dich aus deiner Komfortzone zu locken und deinem mitunter ausgeprägten Drang zum Genuss auf allen Ebenen etwas Einhalt zu gebieten. Als Trägeröl ist für Kapha ein gutes Sesamöl geeignet.

- „Löschpapier" für die ölige Kapha-Haut: Rosmarin, Zypresse, Wacholder, Muskateller-Salbei, Lemongras. Mit diesen Ölen unterstützt du deine Haut in der Talgdrüsenproduktion und förderst die Durchblutung.

- Um dein optimales Gewicht zu halten: Zypresse, Wacholder, Rosmarin, Lemongras, schwarzer Pfeffer. Diese Düfte helfen dir, deinen Appetit zu regulieren, und sind dafür geeignet, das Abnehmen und Ausschleusen übermäßiger Wasseransammlungen zu unterstützen, z. B. während einer Detox-Kur.
- Gegen Traurigkeit und Trägheit: Zimt, schwarzer Pfeffer, Nelke, Mandarine, Anis, Basilikum, Orange, Zimt. Du erhältst mit diesen Düften Lebenslust und Tatendrang; Antriebsarmut und Traurigkeit verfliegen.

Das Immunsystem stärken

Die Formel für ein dauerhaft gestärktes Immunsystem und einen effizienten Stoffwechsel klingt einfach: Hast du ein gesundes, leistungsstarkes Verdauungsfeuer, werden alle Nahrungsmittel rasch von feststofflicher in feinstoffliche Energie umgesetzt, und Stuhl, Urin und Schweiß verlassen in angemessener Zeit problemlos deinen Körper. Damit bleiben die Shrotas (feine Kanälchen, durch die der Transport und Austausch aller Substanzen gewährleistet ist) sauber und die Dhatus (die Körpergewebe) stabil und flexibel. Das Ergebnis dieses optimalen Stoffwechsels ist Oja: reine Strahlkraft, ein gutes Immunsystem und Resilienz (siehe Seite 81).

> Funktioniert das Verdauungsfeuer, werden alle Nahrungsmittel rasch von feststofflicher in feinstoffliche Energie umgesetzt.

Was dein Oja reduziert und deinem Immunsystem schadet:

- ungeeignete oder unangepasste Nahrung oder Verhaltensweisen in Bezug auf deine individuelle Konstitution, Tageszeit, Jahreszeit oder deinen Lebensabschnitt
- der Konsum verdorbener oder künstlicher Lebensmittel
- unregelmäßige Schlaf-, Wach- oder Essenszeiten
- dauerhaft hoher Stresslevel
- Über- oder Untergewicht

So stabilisierst du einfach, aber effizient dein Immunsystem:

- Trink nach dem Erwachen zwei Gläser warmes Wasser und über den Tag verteilt frischen Ingwertee.
- Meide den Genuss von (eis-)kalten Speisen und Getränken.
- Nimm möglichst täglich alle sechs Geschmacksrichtungen über eine gute Auswahl an Gewürzen und Kräutern mit deinen Speisen auf.
- Nimm besonders Kurkuma und schwarzen Pfeffer täglich in Form von Nahrungsergänzungsmitteln oder deiner Nahrung zu dir. Kurkuma ist ein Allroundtalent und hemmt unter anderem das Wachstum von Bakterien, Viren, Parasiten und Pilzen. Bereite dir z. B. eine leckeren Kurkuma-Latte (siehe unten) am Nachmittag.
- Nimm nur selten tierische Milch zu dir.
- Meide die Kombination von tierischen Eiweißen unterschiedlicher Herkunft (z. B. Sahne mit Hering, Fisch mit Hühnchen).
- Meide den Konsum von rotem Fleisch und Geräuchertem.
- Nimm täglich 15 ml Amla-Saft (sehr Vitamin-C-haltig) zu dir.
- Iss bei Heißhunger auf süß 1 TL Chyavanaprash, das ist eine schwarze Paste, die im Ayurveda als kraftvolles Antioxidans zur Stärkung des Immunsystems eingesetzt wird (siehe Seite 131).
- Beende deinen Tag mit einer kurzen Meditation und lass die Anspannungen des Tages los, um in einen regenerativen Schlaf zu kommen.

Kurkuma-Latte, die „goldene Milch“

Für die Paste:
4 kleine Stückchen frische Kurkumawurzel, gerieben
2 cm frischer Ingwer, gerieben
1 TL gemahlener Zimt
3 Msp. frisch gemahlener Pfeffer

Für die Milch:
250 ml Mandelmilch
1 EL Agavendicksaft oder Kokosblütenzucker
1 TL Kokosöl

Zubereitung: 100 ml Wasser in einem Topf aufkochen. Reibe mit einer speziellen Ingwerreibe oder einer Parmesanreibe Kurkumawurzel und Ingwer. Füge sie dem kochenden Wasser hinzu.
Nun gib Zimt und Pfeffer hinzu und lass die Flüssigkeit unter Rühren ca. 10 Minuten einkochen, bis eine dickflüssige Paste entsteht. Die Paste noch heiß in ein kleines Schraubglas abfüllen – so ist sie viele Wochen im Kühlschrank haltbar.

Für die goldene Milch erhitzt du die Mandelmilch und fügst 1 TL der Paste hinzu. Lass die Zutaten 2 Minuten köcheln. Gib nun den Agavendicksaft oder Kokosblütenzucker und das Kokosöl hinzu.

Genieße deinen leckeren Kurkuma-Latte anstatt eines Frühstücks oder am Nachmittag möglichst sehr warm. Er schmeckt einfach köstlich, wirkt lebertonisch, verdauungsfördernd und hilft auch gegen Heißhungerattacken.

Hilfe bei akuten Infekten

Hat sich trotz aller Prophylaxe doch mal ein grippaler Infekt oder eine Erkältung bei dir eingeschlichen, kannst du mit diesen Hausmitteln rasche Abhilfe schaffen.

Ingwer und Honig

Die beste und schnellste Methode, um dem ersten Kratzen im Hals und der allgemeinen Abgeschlagenheit entgegenzuwirken: Schneide ein paar dünne Scheibchen Ingwer mit Schale, tauche ihn in einen dunklen Honig und iss nach und nach die Scheibchen. Du wirst die stimulierende und erhitzende Wirkung sofort spüren. Ingwer entfaltet zusammen mit Honig seine antibakterielle und antivirale Wirkung optimal. Wenn dir diese Mischung zu viel Schärfe hat, wandle mit Kurkuma ab. Kurkuma wirkt ebenfalls entzündungshemmend und antibakteriell und ist dem Ingwer verwandt. In Indien gilt die Kombination von Kurkuma und Honig als natürlicher Hustenstiller.

Trikatu

„Die drei Scharfen“ sind ein ayurvedisches Kräutertherapeutikum, das seinem Namen gerecht wird. Mit seinen erhitzenden Eigenschaften ist es sehr gut für Vata- und Kapha-Beschwerden geeignet. Bei dickem festsitzendem Schnupfen kannst du dir folgende Rezeptur zubereiten: Vermenge 1 TL Trikatu-Pulver mit 1 TL Honig und iss die Paste jeweils zehn Minuten vor den Mahlzeiten. Vorsicht: Bei viel Pitta oder Magenschleimhautreizungen ist dieses Rezept zu reizend.

Trinkkur mit heißem Wasser und Ingwertee

Heißes Wasser schürt dein Agni, verdünnt zähes Krankheitssekret und lässt es besser abfließen, regt die Schweißproduktion an und stimuliert damit die Ausscheidung der Giftstoffe über die Haut, und nicht zuletzt hilft es, ausgetrocknete Schleimhäute wieder zu befeuchten. Trink gleich morgens dein obligatorisches heißes Wasser und im Laufe des Tages ca. zwei Liter in kleinen Schlückchen.

Massage mit Sesamöl und Salz

Bei schleimigem Husten hilft täglich am Abend eine Massage mit warmem Sesamöl und Salz. Nimm hierfür ca. 20 ml warmes Sesamöl, füge 1 TL Steinsalz hinzu und reibe dich im gesamten Brustraum mit dem warmen Öl ein.

Zugluft und Kältereize meiden

... besonders im Winter in der Vata-Zeit. Die Devise lautet: lieber schwitzen als frieren. Insbesondere der obere Rücken und der Nacken sollten jetzt warmgehalten werden.

Milchprodukte weglassen

Milch, Joghurt und Quark gelten sowohl im Ayurveda als auch in der TCM als verschleimend und kalt, also alles das, was du bei einer Erkältung nicht gebrauchen kannst. Meide Milchprodukte einfach bei einer Erkältung oder auch vorbeugend, wenn du öfter krank wirst.

Süßholz für die Stimme

Ist deine Stimme mal weg, aber du brauchst sie unbedingt, koche 1 TL getrocknete Süßholzwurzel in anderthalb Liter Wasser für fünf Minuten und trink und gurgle damit über den Tag verteilt.

Kurkuma gegen Halsschmerzen

- Mit Gelbwurz hast du ein effizientes Erste-Hilfe-Mittel gegen die ersten Anzeichen von Husten, Schnupfen und Heiserkeit an der Hand. Kurkuma hemmt das Wachstum von Bakterien und Viren. Bei den ersten Anzeichen einer Halsentzündung stelle ein Gurgellösung her und gurgle mehrfach täglich damit:
- 100 ml warmes Wasser
- ½ TL Kurkumapulver
- 5 Tropfen naturreines ätherisches Salbeiöl
- 1 TL Honig

Immun-Booster zur Erkältungsprophylaxe: Kurkuma-Power-Smoothie

Zutaten für 2 Portionen:
5 cm frische Kurkumawurzel
3 frisch gepresste Orangen
1 frisch gepresste Limone
1 Mango, geschält und in kleine Würfel geschnitten
4 Karotten, in kleine Würfel geschnitten
3 cm frische Ingwerwurzel
¼ TL frisch gemahlener Pfeffer
etwas (warmes) Wasser

Zubereitung: Alles mit dem Pürierstab oder dem Standmixer vermischen und frisch trinken.

Alterungsprozesse verlangsamen

Eine Person, die eine Verjüngungstherapie erhält, bekommt Langlebigkeit, Erinnerungsvermögen, Intellekt, Abwesenheit von Krankheit, Jugendlichkeit, Ausstrahlung, eine jugendliche Stimme, Wahrhaftigkeit in Worten und Taten, Respekt und Glanz. Charaka Samhita

Bereits in altindischen Texten findet sich der Wunsch, die volle Lebensdauer eines Menschen dauerte „einhundert Herbste".

Eines der wichtigsten Ziele des Ayurveda ist die Langlebigkeit. Schon in den Veden findet sich immer wieder der Wunsch, man möge die volle Lebensdauer eines Menschen, nämlich „einhundert Herbste", leben. Auch die Charaka Samhita bestätigt die Meinung, die natürliche Lebensdauer eines Menschen erstrecke sich über hundert Jahre. Natürlich wäre das auch für die heutige Zeit wünschenswert, aber gleichzeitig haben wir heute starke Gegenspieler: Stress, Umweltbelastungen, eine insgesamt sehr Vata-erhöhende Lebensweise.
Das macht uns alt:

- Vata-erhöhende Umstände wie Schlafmangel, langanhaltende Stressbelastung, Schichtdienste, zu viel Kommunikation (auf allen Kanälen), reisen etc.
- unzuträgliche Ernährungsgewohnheiten
- Bewegungsmangel
- eine träge, bequeme Lebensweise
- Stoffwechselgifte (Ama)
- zu viel Hitze- oder Sonnenexposition
- Alkohol, Kaffee, Drogen
- zu viel sexuelle Betätigung
- Krankheiten
- Sorge, Kummer, Trauer

Rasayana

Diejenigen Mittel und Maßnahmen, die zu einem optimalen Zustand des Nährgewebes Rasa und der anderen Gewebe führen, nennt man Rasayana.
Das Rasayana eignet sich für abgemagerte, verletzte und alte Menschen und fördert bei Kindern die Entwicklung. Es ist hilfreich bei Bronchitis, Atemnot, Stress, wirkt herzstärkend, bei peripheren vaskulären Erkrankungen, Arthrose, Gicht, Harn- und Samenstörungen.
Bei täglichem Gebrauch erlangt selbst ein alter Mensch Intelligenz, gutes Gedächtnis, Ausstrahlung, Freiheit von Krankheiten, Langlebigkeit, Stärke der Sinne und sexuelle Kraft. Er streift die Form des Alters ab und legt das Gewand der Jugendlichkeit an.
Charaka Samhita

Der Ayurveda-Zweig der Rasayana-Therapie beschäftigt sich mit Methoden und Kräuterrezepturen, die das Gewebe des Körpers regenerieren und indirekt das Oja (die feinstoffliche Strahlung und Immunität) und das Shukra Dhatu (Fortpflanzungsgewebe) erneuern. Rasa bedeutet wörtlich Saft, ayana ist nährend, fördernd, unterstützend. Gleichzeitig ist Rasayana ein Heilmittel, das den Körper stärkt und verjüngt.

Empfehlungen für den optimalen Tagesablauf:

- Iss deiner Konstitution entsprechend.
- Verhalte dich deinem Lebensabschnitt entsprechend: Ab dem hormonellen Wechsel mit der Meno- bzw. Andropause beginnt der Einfluss des Vata-Doshas deutlich zuzunehmen.
- Optimiere deine Work-Life-Balance, denn die Kompensationsfähigkeit von Stress lässt mit zunehmendem Alter deutlich nach.
- Bewege dich: Muskelmasse und Knochendichte werden im Vata-Lebensabschnitt weniger. Dein Organismus benötigt regelmäßige Zuwendung. Zwei- bis viermal die Woche für 30–60 Minuten Ausdauersport an der frischen Luft sind optimal, um Kraft und Flexibilität lange zu erhalten.
- Übe möglichst täglich Yoga und meditiere.
- Regelmäßige ayurvedische Ölmassagen sorgen für eine tiefe Regeneration, den Erhalt der Haut- und Gewebsflexibilität und das Ausschleusen von Stoffwechselgiften.
- Die ayurvedische Einsalbung mit medizinierten Kräuterölen, Abhyanga, ist eine tiefenentspannende Heilanwendung, um Oja aufzubauen und dem fortschreitenden Alterungsprozess vorzubeugen. Suche dir vor Ort einen guten Ayurveda-Therapeuten und lass dich ca. zweimal im Monat mit den therapeutischen Ölen massieren und/oder führe zwei- bis dreimal in der Woche die ayurvedische Selbstmassage durch (siehe Seite 118).
- Lass dein Blutbild regelmäßig überprüfen, um Mangelzuständen rechtzeitig begegnen.

Ayurvedische Superfoods

Ayurvedische Superfoods, um Alterungsprozesse zu stoppen:

- Chyavanaprash gilt im Ayurveda als eines der wirksamsten Stärkungs- und Verjüngungsmittel.
- Ashwagandha wirkt regenerierend und gewebserneuernd, vermehrt das Fortpflanzungsgewebe (Shukra Dhatu) und erhöht die Libido.
- Amla enthält den höchsten Antioxidanziengehalt und schützt vor freien Radikalen.
- Brahmi fördert das Konzentrationsvermögen.
- Triphala stärkt das Sehvermögen und verjüngt die Darmschleimhaut.

Schwarze Zauberpaste – Chyavanaprash

Chyavanaprash gilt im Ayurveda als eines der wirksamsten Stärkungs- und Verjüngungsmittel. Die Rezeptur wird bereits in der Charaka Samhita erwähnt und geht auf eine Geschichte zurück:

Der Weise Yogi Chyavana meditierte viele Jahre in einem Wald. Eines Tages spielte Sukanya, eine schöne Prinzessin, in diesem Wald. Sich allein wähnend, tanzte sie und stieß versehentlich gegen den bereits von Pflanzen überwucherten Chyavana. Der Vorfall wurde dem König vorgetragen. Der Brauch verlangte, dass eine Frau nur einen Mann berühren darf, daher sollte es zur Vermählung von Chyavana und Sukanya kommen. Doch Chyavana war alt und hatte an Vitalität und Kraft fast vollständig verloren. Er stimmte der Ehe zu, aber nur, wenn ihm Zeit gegeben würde, sich auf die Hochzeit vorzubereiten.

Um der Prinzessin eine glückliche Ehe zu ermöglichen, suchte Chyavana den Heilgott Ashvini Kumar auf, um ein Stärkungsmittel zu entwickeln, das die Kraft seiner Jugend zurückkehren lassen sollte. Der Gott erstellte ihm ein verjüngendes Tonikum, und wenige Wochen später heiratete Chyavana, wieder jung und stark, Sukanya, und sie lebten ein langes, gesundes und glückliches Leben zusammen.

Chyavanaprash ist ein Tonikum aus mindestens 50 hochwirksamen, verjüngenden und aphrodisierenden ayurvedischen Kräutern.

Chyavanaprash ist ein Tonikum, bestehend aus mindestens 50 hochwirksamen, verjüngenden und aphrodisierenden ayurvedischen Kräutern, die in einem aufwendigen Prozess zu einer schwarzen Paste verarbeitet werden. Chyavanaprash …

- wirkt günstig auf das Immunsystem,
- unterstützt das Fortpflanzungssystem, die Fruchtbarkeit, die gesunde Libido und stärkt die sexuelle Gesamtkraft bei Männern und Frauen,
- fördert das Gedächtnis, die Konzentration und das Lernen,
- unterstützt das Atmungssystem,
- fördert die Ernährung der Haut und macht sie gesund und strahlend,
- wirkt bei allgemeiner Entkräftung und Auszehrung nach Krankheit oder Schwangerschaft.

Die Einnahme von Chyavanaprash in warmer Milch (oder Mandelmilch, wenn du Milchprodukte nicht verträgst) trägt dazu bei, dass seine tonisierenden und verjüngenden Eigenschaften tief in das Gewebe gelangen. Die übliche Dosis von Chyavanaprash beträgt 1–2 TL, ein- oder zweimal täglich am Morgen und am Abend.

Rasayana-Energiekugeln

Rasayanas sind vitalisierende und aufbauende Kräuter- und Mineralstoffmischungen.

Im Regelfall sind die ayurvedischen Rasayanas vitalisierende und aufbauende Kräuter- und Mineralstoffmischungen, die zum Ziel haben, aus dem Gleichgewicht gebrachte Doshas in Balance zu bringen und den Körper zu regenerieren. Außerdem sind sie mindestens ebenso köstlich und gehaltvoll wie Schokolade, aber viel gesünder.

Einfach köstlich, diese wundervollen kleine Kugeln, die dich bei Bedarf sofort mit einer Menge geballter Energie versorgen.

Mandel-Cashew-Chia-Power-Bällchen

Zutaten für ca. 16 Bälle:

½ Tasse blanchierte Mandeln
½ Tasse Cashewnüsse
1 ½ TL Chiasamen
1 ½ TL Maccapulver
½ TL Ashwagandha (optional)
¼ TL Steinsalz
4 weiche Datteln
½ TL reine Vanille, gemahlen
¼ Tasse Kokosfett, geschmolzen
Kakaopulver zum Bestäuben
zerkleinerte Rosenblättchen zum Garnieren

Schokoladenkuvertüre:

¼ Tasse Kokosfett, geschmolzen
¼ Tasse Kakaopulver
1 EL Kokosblütensirup oder Agavendicksaft
1 ½ TL reiner Vanilleextrakt

Zubereitung: In einem Standmixer oder mit einem guten Pürierstab die Mandeln, Cashewnüsse, Chiasamen, Macca, Ashwagandha (falls verwendet) und das Salz sehr fein mahlen. Dann die Datteln hinzufügen und nochmals pürieren.

Vanille und Kokosfett hinzufügen und erneut pürieren, bis eine homogene Masse entsteht (ggf. noch etwas mehr Kokosfett hinzufügen). Die Mischung in eine flache Schüssel geben, mit Folie abdecken und in den Kühlschrank stellen, bis sie fest geworden ist (ca. 20–30 Minuten).

Ein kleines Backblech mit Pergamentpapier auslegen. Mit einem Esslöffel 16 Kugeln formen und auf das vorbereitete Backblech legen, 15 Minuten einfrieren.

Währenddessen die Schokokuvertüre vorbereiten. Die Zutaten in eine kleine Schüssel geben, mit einem kleinen Schneebesen oder einer Gabel glatt rühren und beiseitestellen. Die Kugeln in die Schokolade tauchen und zurück auf das Backblech legen. Mit Kakaopulver und Rosenblättchen bestreuen. Weitere 30 Minuten einfrieren, bis die Kugeln fest sind.

Die Bällchen sind bis zu zwei Wochen in einem verschlossenen Behälter im Kühlschrank haltbar.

Sie zergehen auf der Zunge und sind ein leckeres „Akutmittel“ gegen ein erhöhtes Vata. Sie schmecken einfach köstlich zum Chai-Tee und versorgen dich mit Energie.

Die Sinnlichkeit wecken

Aus der Wonne kamen wir ins Dasein. In der Wonne wachsen wir. Am Ende unserer Reise gehen wir wieder in die Wonne ein.

Mahabharata, indisches Nationalepos, zwischen 400 v. und 400 n. Chr.

Das Fortpflanzungsgewebe Shukra Dhatu ist aus ayurvedischer Sicht die kostbarste aller Gewebssubstanzen und wird ausschließlich produziert, wenn ...

- sich alle sieben Gewebsarten (Dhatu) in einem reinen und wohlgenährten Zustand befinden,
- alle Kanalsysteme (Shrota) frei und durchlässig sind,
- das Verdauungsfeuer optimal alle Stoffwechselgifte verbrennt,
- der Mensch gesund, vital und rein (sattva) lebt.

Vata, Pitta und Kapha besitzen von Natur aus unterschiedlich vitales Gewebe und sollten aus ayurvedischer Sicht mit ihrem Shukra Dhatu je nach Veranlagung mal mehr, mal weniger verschwenderisch umgehen.

Vata: Vata-Menschen sind kreativ, schnelllebig und unstet. Von allen Konstitutionstypen sind sie mit dem geringsten Anteil an Gewebe ausgestattet. Sie haben die Tendenz, sich zu schnell zu verausgaben. Sie sind empathisch, sensibel und empfänglich für alle sinnlichen Reize, sind aber eher unbeständig und leicht erschöpft. Aus meiner Praxis kenne ich die frisch verliebten Vata-Frauen, die nach wenigen Tagen und Nächten mit ihrem neuen Liebhaber völlig ausgezehrt und erschöpft eine Reihe körperlicher Symptome aufzeigen. Sie fühlen sich dann förmlich ausgetrocknet und leer, und der Bewegungsapparat entwickelt das Gefühl von Steifigkeit und Gelenkbeschwerden. Hier helfen stabilisierende Heilkräuter, Ölmassagen und wärmende Speisen und Getränke.

Vata-Typen lieben zärtliche und philosophische Gespräche und lange Liebkosungen. Auch ein Vorspiel mit warmen Ölungen kann dem Vata-Typ helfen, sich nicht zu schnell zu verzehren. Eine vertrauensvolle, dauerhafte Beziehung wirkt auf den quirligen Vata-Menschen wunderbar erdend.

Pitta: Dem leidenschaftlichen Pitta-Typen kann es nicht heißblütig genug sein. Er liebt das Knistern und die Spannung in der Luft. Diese Konstitution mag gern abenteuerliche Herausforderungen und verfügt über viel Feuer und Kraft. Sie hat meist ein ausgiebiges, spannungsgeladenes und erfülltes Sexualleben. Aber auch Pitta ist von seinem Naturell her trocken, und das kann bei übermäßigem Verlust von Fortpflanzungsgewebe zu Reizbarkeit, Aggression oder auch Entzündungen führen. In Partnerschaften können Pitta-Menschen mitunter sehr besitzergreifend und sogar dominant sein. In Beziehung dürfen sie lernen, sich zurückzulehnen, um exzessiv zu genießen.

Kapha: Kapha-Typen besitzen ein hohes Maß an Vitalität und ein stabiles Gewebe. Davon haben sie sogar meist so viel, dass ihnen in den alten ayurvedischen Schriften Sex als Ausgleich und um Kapha-Überschuss zu reduzieren empfohlen wird. Sie sind geradezu geschaffen für Sinnlichkeit und intensive Intimität. Sie schaffen tiefe Verbundenheit mit ihrem Partner. Sie können die Wünsche ihres Gegenübers erspüren und lieben die Hingabe, aber auch Genuss. Kapha-Menschen sind ausdauernd, ruhig, sanft und romantisch. Fehlt ihnen das zündende Feuer, können sie durchaus auch aus Versehen einschlafen. In der Partnerschaft verhalten sich die Kapha-Typen sehr harmoniebedürftig, ausgleichend und anhänglich.

Es wäre jedoch allzu einfach, wenn sich jede Art von Liebesbeziehung auf diese drei Prototypen reduzieren ließe. Wie du sicher schon herausgefunden hast, bist du ebenso wie dein Partner wahrscheinlich eine Mischkonstitution. Zu einer guten körperlichen Liebe gehört, wie wir alle wissen, noch so viel mehr.

Je gesünder der Umgang mit unseren mentalen und körperlichen Bedürfnissen ist, desto leichter fällt es uns, glückliche Beziehungen zu führen.

Je gesünder der Umgang mit unseren mentalen und körperlichen Bedürfnissen ist, je weniger wir unsere wahrhaftige Natur unterdrücken, je näher wir an unserer ureigenen Konstitution und damit unser Potenzial leben, desto leichter wird es uns fallen, in unserer Beziehung glücklich und erfüllt zu sein und uns verstanden und gespiegelt zu erfahren.

Die Rasayana-Therapie geht nahtlos in den Teilbereich von Vajikarana über. Beide gehen von der gleichen Idee aus: das Fortpflanzungsgewebe Shukra Dhatu und damit Oja in einen optimalen Ausgangszustand zu versetzen. Ziel ist zum einen, ein erfülltes Sexualleben zu genießen, und zum anderen, eine gesunde und starke Nachkommenschaft zu zeugen.

Vajikarana beschreibt im Ayurveda wirksame Therapeutika und physikalische Anwendungen, die direkt auf die Hormone und die Geschlechtsorgane wirken. Es enthält Heilmethoden für die Fortpflanzungsorgane, zur Verbesserung der Empfängnis und zur Einleitung der Schwangerschaft. Die sexuelle Vitalität und Potenz werden individuell durch spezielle Aphrodisiaka gestärkt.

Liebesmittel aus der magischen Welt der Kräuterheilkunde sind auch in unserem Kulturkreis seit vielen Jahrhunderten bekannt. Natürliche Liebesmittel aus der Natur funktionieren nicht nur als luststeigerndes Mittel ohne Nebenwirkungen, sie haben zudem noch einen umfassenden positiven Einfluss auf den Organismus. Ayurvedische Pflanzen mit aphrodisierender und verjüngender Wirkung sind keine „blaue Pille für sofort“, sondern eher für den Langzeitgebrauch bestimmt. Ein kräutermedizinisches

Mittel braucht, um alle Körpergewebe zu durchdringen und dann das feinste aller Gewebe, das Fortpflanzungsgewebe, zu nähren, mindestens 35 Tage. Dennoch wird sich auch vor dieser Zeit schon manch positiver Effekt spüren lassen, und das nicht nur für deine Libido. Die angeführten Kräuter wirken stabilisierend auf dein Immunsystem und fördern einen erholsamen und regenerativen Schlaf.

Die folgenden Kräuter sind nützlich für ihre verjüngenden und aphrodisierenden Eigenschaften und helfen dabei, eine schlafende Libido wieder zum Leben zu erwecken.

Ashwagandha

Dieses Kraut hat ein enorm großes Wirkspektrum. Es hilft, den negativen Folgen von Stress vorzubeugen, fördert einen erholsamen Schlaf, hilft bei der raschen Regeneration und dem Muskelaufbau nach dem Sport und fördert die Leistungsfähigkeit und das Durchhaltevermögen. Ashwagandha erhöht die Durchblutung der weiblichen Geschlechtsorgane und führt zu einer intensiveren sexuellen Erfahrung. Ashwagandha ist eine klassische Anti-Stress-Pflanze, die bei körperlicher und geistiger Erschöpfung und Auszehrung hilft und einem erhöhten Vata-Dosha entgegenwirkt. Wenn du nicht unter einer akuten Vata-Dominanz leidest, sei lieber zurückhaltend.

Ashwagandha beugt negativen Folgen von Stress vor, fördert einen erholsamen Schlaf und fördert Leistungsfähigkeit und Durchhaltevermögen.

Die Wurzeln von Ashwagandha werden pulverisiert eingenommen, um das Reproduktionsgewebe des Mannes zu vermehren. Das Kraut verbessert auch Potenz und Erektionsdauer. Neben den folgenden Laddhus kannst du auch auf die „Happy Moon Milk“ zurückgreifen (Rezept siehe Seite 109).

Ashwagandha Sweet Laddhus: ayurvedische Schokolade

Zutaten für 20 kleine Bällchen:
½ Tasse Kokosblütenzucker oder Palmzucker
¼ Tasse Ashwagandhapulver
3 EL Ghee
1 TL Kardamom, gemahlen
1 TL Zimt, gemahlen
2 EL Kichererbsenmehl
1–2 EL Kokosflocken

Zubereitung: Erhitze eine Pfanne mit dickem Boden auf niedriger bis mittlerer Temperatur und gib den Kokosblüten- oder Palmzucker und ein wenig Wasser hinein. Rühre so lange, bis der Zucker vollständig geschmolzen ist und eine fadenförmige Konsistenz bekommt.

Rühre das Ashwagandhapulver mit einem Schneebesen rasch in die Masse ein. Füge das Ghee hinzu und mische erneut gut. Verringere die Hitze und füge Kardamom, Zimt und Kichererbsenmehl hinzu. Verrühre alles nochmals gut und stell den Herd aus. Lass die Mischung für 5 Minuten abkühlen.

Forme die Masse zu kleinen, gleich großen Kugeln und wälze sie in Kokosraspeln – fertig. Lagere die Bällchen in einem luftdichten Behälter oder Glas.

Iss zwei Laddhus täglich vor dem Frühstück oder vor dem Schlafengehen mit einer Tasse heißer Mandelmilch.

Shatavari

Shatavari bedeutet wörtlich übersetzt „die, die hundert Männer besitzt" und zeigt an, welch stimulierende und verjüngende Wirkung auf die weiblichen Organe diese Pflanze hat. Shatavari, der wilde Spargel, gilt als eines der wichtigsten ayurvedischen Heilmittel. Das Kraut wird traditionell eingesetzt bei allgemeiner sexueller Schwäche und Libidoverlust der Frau, bei Unfruchtbarkeit und Wechseljahresbeschwerden.

Es gilt als ein wichtiges Verjüngungsmittel für Frauen, ähnlich dem Ashwagandha beim Mann (es können allerdings auch beide Pflanzen bei beiden Geschlechtern angezeigt sein). Es verbessert die Reifung der Eizelle und den Eisprung. Shatavari regt die milchproduzierenden Drüsen an und hat einen regenerativen Effekt auf den weiblichen Hormonhaushalt. Durch das Spargelgewächs wird die Empfängnis begünstigt. Während einer Schwangerschaft wird Shatavari häufig verabreicht und trägt dazu bei, die Schwangerschaft zu erhalten bzw. Fehlgeburten vorzubeugen. Während der Menopause verstärkt Shatavari die Libido und lässt alle Säfte besser fließen.

Shatavari wird traditionell eingesetzt bei allgemeiner sexueller Schwäche und Libidoverlust, Unfruchtbarkeit und Wechseljahresbeschwerden.

Shatavari-Milch

Zutaten:

200 ml Mandelmilch
1 TL Ghee
½ TL Shatavaripulver
½ TL Zimt
¼ TL Pippali (Langpfeffer)
1 TL Honig

Zubereitung: Mandelmilch mit Ghee erhitzen und mit einem Schneebesen Shatavaripulver, Zimt und Pippali einrühren. 10 Minuten bei geringer Temperatur köcheln lassen. Durch ein Sieb abseihen und 5 Minuten abkühlen lassen. Mit Honig süßen und am Abend warm genießen.

Flexible Muskeln und starke Knochen

Du hast mal wieder zu viel Zeit am PC verbracht? Dich zu wenig bewegt? Oder dich verhoben? Zuerst mag es sich vielleicht nur wie eine kleine Verspannung anfühlen, der man nicht so viel Aufmerksamkeit schenkt. Doch rasch entwickelt sich daraus ein ausgewachsener muskulärer Hartspann. Wir sind plötzlich nicht mehr so flexibel und können den Kopf kaum noch drehen, ziehen die Schultern ständig in die Ohren, und es entwickelt sich auf die Dauer ein Rundrücken mitsamt Dauerschmerz. Der Schmerz kann sich entlang der gesamten Wirbelsäule zeigen.

Rückenschmerzen gehören zu den meistverbreiteten Beschwerden unserer Zeit. 80 Prozent der Menschen in Deutschland leiden mindestens einmal pro Jahr unter Rückenschmerzen, die zu den Erkrankungen mit den längsten Arbeitsunfähigkeitszeiten gehören.

Die Ursachen für Rückenschmerzen können auch Stress, Konflikte, Überforderungen in Beruf und Familie oder negative Stimmungen sein.

Die Ursachen für Rückenschmerzen sind nicht nur traumatische Einflüsse, Degeneration im Bewegungsapparat, Fehlhaltungen oder Überlastung, sondern auch Stress, Konflikte, Überforderungen im Beruf und innerhalb der Familie, Unzufriedenheit am Arbeitsplatz, negative Stimmungen wie Angst oder Depressionen. Lass es am besten gar nicht erst so weit kommen! Aus ayurvedischer Sicht gehören diese Ursachen alle zu einem erhöhten Vata-Dosha, das du mit beruhigenden, regenerierenden und nährenden Methoden von der Wurzel her behandeln kannst.

Mögliche Anzeichen einer Vata-Erhöhung:

- Unbeweglichkeit oder Versteifung von Gelenken
- Überbeweglichkeit von Gelenken
- Rückenschmerzen
- Substanzverlust. Symptome sind: Schwäche, Nervosität, Hektik
- innere Unruhe, Schlafprobleme, Angespanntheit, Sorgen
- Verstopfung

Yoga morgens und abends

Die beste Prophylaxe zur Vorbeugung von Rückenschmerzen ist das tägliche Praktizieren des Sonnengrußes am Morgen. Der Sonnengruß, Surya Namaskar, wirkt sich positiv auf das vegetative Nervensystem aus, fördert die Flexibilität der Wirbelsäule, der Gelenke und aller großen Muskelgruppen. Es macht dich schon am frühen Morgen angenehm warm, regt die Verdauung an und macht einfach zutiefst glücklich.

Am Abend vor dem Zubettgehen eignen sich die Krokodilsübungen; auch der Mondgruß, Chandra Namaskar, ist eine gute Methode, vor dem Schlafengehen zur Ruhe zu finden. Wie du die Übungen ausführst, findest du auf meiner Webseite www.ayurvedacademy.de oder du nutzt nebenstehenden QR-Code.

Therapeutische Öle und Umschläge

Im Ayurveda hat die Behandlung von Schmerzzuständen eine lange Tradition. Für die Behandlung werden sowohl in der Ayurveda-Kur als auch für den Hausgebrauch medizinierte Öle verwendet. Diese Öle werden mit Streichungen tief in das Gewebe eingeschleust, um dort ihre Wirkung zu entfalten und Schmerzen zu reduzieren, die Muskulatur zu entspannen und Vata-Zustände auszugleichen.

Die Wirksamkeit von öligen Substanzen durch die Haut ist im Ayurveda schon seit Jahrtausenden bekannt und bekommt nun auch hierzulande evidenzbasierten Rückenwind. Trage vor dem Schlafengehen warmes therapeutisches Öl auf die schmerzhafte Region auf. Im Folgenden findest du klassische Thailams (therapeutische Öle), die zur Behandlung von chronischen Rückenschmerzen eingesetzt werden.

Narayana-Thailam Dieses Öl wirkt Vata-ausgleichend. Es besteht aus Sesamöl, Milch, Shatavari, Ashwagandha und vielen weiteren nerventonisierenden Kräutern und Wurzeln. Es wirkt aufbauend auf degeneriertes Gewebe und findet Einsatz bei Stresszuständen, Schlafstörungen, Angst und Sorge, Überlastung des Nervensystems oder des Bewegungsapparates.

Murivenna Murivenna ist ein weiteres unterstützendes Öl bei Sehnenverletzungen, Rückenschmerzen und zur allgemeinen Regeneration von Haut-, Muskel- und Knochengewebe. Es wird traditionell auf Kokosbasis mit Inhaltstoffen wie Zwiebel, Aloe Vera, Moringa und Shatavari zubereitet.

Beide Öle sollten möglichst im Wasserbad erwärmt werden und großzügig auf die schmerzhaften Regionen einmassiert werden. Massiere so lange, bis das Öl fast vollständig von den Hautschichten aufgenommen wurde, und kleide dich danach warm. Wärmeanwendungen mit Körnerkissen oder einer Wärmflasche im Anschluss an die Selbstmassage bringen zusätzliche Entspannung der Muskelgruppen und ein tieferes Wirken der therapeutischen Öle.

Lepa Sehr gute Ergebnisse bei Schmerzen in Knochen und Gelenken bringen die sogenannten Lepas, die therapeutischen Umschläge aus speziellen Kräutern, Wurzeln oder Harzen. Aus dem europäischen Raum kennen wir traditionell Beinwell (Symphytum officinale). Er wird seit Jahrhunderten in der Volksheilkunde bei Entzündungen, Schwellungen, Prellungen, Muskel- und Gelenkschmerzen eingesetzt. Beinwell ist regenerationsfördernd und schmerzlindernd. Sinnvoll ist eine Anwendung zweimal in der Woche über einen Zeitraum von zwei Monaten.

Therapeutischer Wickel mit Beinwell

Zutaten:
2 EL getrocknetes Beinwellkraut
5 EL Wasser
1 EL Ghee

Zubereitung: Mahle das Kraut in einem Mörser oder einer elektrischen Kaffeemühle zu einem sehr feinen Pulver. Koche das Wasser in einem kleinen Kochtopf auf und rühre das Beinwellpulver unter. Füge nun das Ghee hinzu. Lass den Sud bei geringer Temperatur 10–15 Minuten eindicken. Lass den Brei auf ca. 40 °C abkühlen.

Trage den warmen Brei auf die schmerzhafte Stelle auf (gut, wenn du hier eine Assistenz hast, damit du dich liegend gut entspannen kannst). Lege nun ein Mulltuch über den Brei und eine warme Wärmflasche oder ein Körnerkissen.

Lass den Umschlag für 20–30 Minuten einwirken. Erhitze gegebenenfalls die Wärmflasche oder das Körnerkissen erneut. Halte dich während der Anwendung unbedingt schön warm.

Trage den Brei mit einem Streichmesser oder einem Kuchenschaber ab und öle die betroffene Stelle mit dem therapeutischen Thailam oder ein wenig Sesamöl ein. Sorge im Nachgang wieder für viel Wärme und Entspannung.

Ernährung

Schmerzzustände im Bewegungsapparat können ganzheitlich betrachtet auch durch die falschen Speisen ausgelöst werden. Denn wie schon oft gesagt: Nahrung ist Energie und die grobstoffliche Basis für unsere feinstoffliche Energieversorgung. Die krank machenden Faktoren können also durch Fehl-, Unter- oder Überernährung begünstigt und beschleunigt werden. Die Verdauungsleistung und der Stoffwechsel können individuell sehr unterschiedlich sein und werden durch spezielle Faktoren gebildet.

> Nahrung ist Energie und die grobstoffliche Basis für unsere feinstoffliche Energieversorgung.

Bei chronischen Rückenschmerzen wird folgende Kost empfohlen:

- Mildes Fasten mit Kitchardi (siehe unten) und/oder eine entlastende Diät über 14 bis 21 Tage mit Gemüsesuppen, idealerweise mit Zugaben von Ghee, verdauungsanregenden Gewürzen wie Trikatu, Steinsalz, Pfeffer, Chili, Kurkuma und Ingwer. Die Speisen sollen frisch zubereitet und regionaler und saisonaler Herkunft sein.
- Die Nahrung sollte leicht, warm, regelmäßig und maßvoll eingenommen werden, um das Vata-Dosha als Auslöser der Schmerzzustände zu reduzieren. Mit „leicht verdaulich" meint Ayurveda gegarte Speisen. Rohe Früchte und Gemüse benötigen ein stabiles Verdauungsfeuer, um vollständig verwertet zu werden, was meist in chronischen oder akuten Schmerzzuständen nicht vorhanden ist. Nicht empfohlen sind mehrfach aufgewärmte Speisen oder Zubereitungen in der Mikrowelle.
- Trink ausschließlich warme Getränke und nie unmittelbar zum Essen.
- Speziell zu meiden sind Vata-erhöhende Nahrungsmittel wie Kohl, Salat, Joghurt, Käse, Fleisch, Fisch, Eier sowie saure Nahrungsmittel wie Essig, Wein, saures Obst und Tomaten.

Kitchardi

Das Kitchardi ist sättigend und dennoch sehr leicht verdaubar. Das macht es zu einer leckeren Fastenspeise: Du kannst dich reinigen und dich trotzdem angenehm gesättigt fühlen. Der Basmatireis versorgt dich mit schmackhaften, leicht verdaubaren Kohlenhydraten, die Linsen sind gut verwertbare Eiweißanteile, die deine Muskulatur und Zellen mit Eiweiß und Energie versorgen. Spare nicht mit Gewürzen und frischen Kräutern und variiere gern mit den Geschmacksrichtungen.

Für die Vata-Dominierten: Gib einen Extralöffel Ghee dazu, das schmeckt noch besser und wirkt der Trockenheit deiner Schleimhäute entgegen.

Für die Pitta-Dominierten: Nimm möglichst reichlich frische Kräuter der Saison dazu, das hilft dir, deine Hitze besser auszugleichen.

Für die Kapha-Dominierten: Nimm etwas mehr Ingwer und vielleicht sogar eine halbe grüne Chili dazu, das entfacht dein Verdauungsfeuer und regt deinen Stoffwechsel an.

Zutaten für 2–3 Portionen:

1 Tasse Basmatireis
1 Tasse gelbe Linsen (Moong Dahl, Orientlinsen)
1 Tasse Gemüse der Saison, z. B. Hokkaido-Kürbis, Bohnen, Karotten, Spinat (bitte keine Nachtschattengewächse, Pilze und Lauchgewächse verwenden – schwer verdaubar!)
1 EL Ghee

Gewürze:

1 TL Kreuzkümmelsamen
½ TL Fenchelsamen
½ EL schwarze Senfsamen
1 Msp. Asafoetida (Hing, Asant, Teufelsdreck)
1–2 cm frischer Ingwer, gerieben
¼ TL gemahlener Kurkuma
½ TL frisch gemahlener Pfeffer
4 Tassen Wasser
1 Zimtstange
1 Lorbeerblatt
1 TL Steinsalz
½ Bund frische Kräuter, klein geschnitten

Zubereitung: Den Reis so lange waschen, bis das ablaufende Wasser klar ist. Die Linsen waschen und ggf. kleine Steinchen heraussortieren (kommt nur selten vor). Das Gemüse waschen und in mundgerechte Stücke schneiden.

Das Ghee in einem Topf erhitzen und Kreuzkümmel-, Fenchel- und Senfsamen dazugeben. Sobald diese anfangen zu knacken und duften, nacheinander Asafoetida, Ingwer, Kurkuma und Pfeffer dazugeben und ständig rühren.

Die gelben Linsen, das Gemüse und den Reis hinzufügen und mit kochendem Wasser aufgießen. Zimtstange, Lorbeerblatt und Steinsalz dazugeben, aufkochen lassen und mit geschlossenem Topfdeckel 15 Minuten bei sehr geringer Temperatur köcheln lassen, bis es eindickt. Die Konsistenz gleicht, wenn das Kitchardi gut gelungen ist, einem Risotto.

Zum Schluss die Kräuter hinzugeben und ein wenig zum Garnieren aufbewahren. Genieße dein Kitchardi warm und frisch und füge gern noch einen Klacks eines guten (selbst gemachten) Chutneys hinzu.

Die ayurvedische Morgenroutine: Reinigung der Sinnesorgane

Wie Öl im Sesam, wie Butter in der Milch, wie Wasser in den unterirdischen Quellen, wie Feuer in den Reibhölzern – so erfährt derjenige, der es mit Wahrhaftigkeit und Übung sucht, das Selbst verborgen im Alltags-Selbst.
Svetasvatara-Upanishad

Der perfekte Start in den Tag

Beginne deinen perfekten Start in den Tag mit einer täglichen Routine.

Ayurveda hält viele nützliche Tipps bereit, wie du deine Sinnesorgane pflegen kannst und schon morgens ein wunderbares Gefühl von Klarheit und Reinheit gewinnst. Beginne deinen perfekten Start in den Tag mit einer täglichen Routine, die dir bald zu einer festen Gewohnheit werden wird. Nach nur wenigen Tagen stellt sich eine Routine ein, die du so schnell nicht mehr missen möchtest. Langfristig werden sich dein Immunsystem, deine Ausstrahlung und dein Stoffwechsel deutlich verbessern. Mehr dazu erfährst du auf www.ayurvedacademy.de/morgenroutine in meinem Onlinekurs „Dinacharya – dein perfekter Start in den Tag mit Ayurveda“.

Zu einem perfekten Start in den Tag mit der täglichen Reinigung deiner Sinnesorgane gehören optimalerweise:

- **Jiva Sodhana:** das Schaben deiner Zunge
- **Kavala:** Ölziehen zur Reinigung der Zahnzwischenräume und zum Erhalt eines gesunden Zahnfleischs
- **Gandusha:** das Füllen des Mundraums mit warmem Wasser, um die Muskulatur zu entspannen
- **Jal Neeti:** das Reinigen der Nasenschleimhaut
- **Nastarpana:** Nasentropfen, um die Schleimhäute vor Austrocknung zu bewahren
- **Kajal:** die Reinigung deiner Augen mit einem farblosen Kajal

- **Abhyanga:** kleine Selbstmassage mit ayurvedischen Ölen, um das Vata zu besänftigen und die Körpergewebe zu nähren, oder
- **Garshana:** die Seidenhandschuhmassage, um den Stoffwechsel anzukurbeln und die Durchblutung anzuregen

Sollte es dir aus irgendwelchen Gründen nicht möglich sein, alle Methoden durchzuführen, lass einfach weg, was nicht passt. Die Wirksamkeit der anderen Reinigungsmethoden wird dadurch nicht eingeschränkt. Ich gebe absichtlich keine starre Reihenfolge der Methoden vor, da du ganz sicher im Laufe der Zeit deine eigene Routine finden wirst, wie sie zu dir passt.

Nimm dir am besten ein freies Wochenende, um in Ruhe mit den noch ungewohnten Praktiken zu beginnen. Besorge dir alle Zutaten und stelle sie schon einmal im Badezimmer bereit. Beginne gleich früh morgens nach dem Erwachen und versuche, vorher weder zu essen noch zu trinken.

Meine Empfehlung: Besorge dir alle nötigen Utensilien und stelle dir alles bereit (Bezugsadressen findest du im Anhang). Kaufe Utensilien wie den Zungenschaber und die Nasendusche möglichst in einer hochwertigen Qualität, denn du wirst sie womöglich viele Jahre lang verwenden. Mach eine kleine Challenge daraus und halte diese kleinen Reinigungsmethoden für den perfekten Start in den Tag 28 Tage lang durch, um den wohltuenden Effekt der tiefen Reinigung und Klärung deiner Sinnesorgane zu spüren.

Mach eine kleine Challenge daraus und halte die Reinigungsmethoden für den perfekten Start in den Tag 28 Tage lang durch.

DEINE HELFERLEIN	DAFÜR BRAUCHST DU ES	DIESE ERGEBNISSE DARFST DU ERWARTEN
Zungenschaber aus Edelstahl	Damit ziehst du mit sanftem Druck einige Male über deine ausgestreckte Zunge.	Deine Zunge ist der Beginn deines Verdauungskanals. Über die Nacht sammelt sich auf der Zunge zähes, weißliches Sekret. Du bekommst einen besseren Geschmackssinn. Mundgeruch wird deutlich weniger. Es sammeln sich weniger Keime an, sodass du weniger anfällig für Atemwegsinfekte bist.
kalt gepresstes Bio-Sesamöl oder -Kokosöl	Du nimmst 1–2 EL des Öls in den Mund und ziehst es für 5–10 Minuten vorsichtig zwischen den Zähnen hin und her.	Das Öl bindet Stoffe, die über die Nacht aus den Zahntaschen und den Zahnzwischenräumen frei geworden sind. Du löst Spannungen im Kiefermuskel und beugst nächtlichem Zähneknirschen vor. Du schaffst eine gute Parodontose-Prophylaxe. Du verbesserst deinen Geschmacks- und Geruchssinn.
Nasenspülkännchen	Damit lässt du warmes Salzwasser durch das kleine Löchlein in deiner Nasenscheidewand durchlaufen.	Du reinigst deine Nasenschleimhaut von Verunreinigungen und förderst die Durchblutung. Erkältungen und Schnupfen werden viel seltener. Die Befeuchtung und Durchblutung deiner Nasenschleimhaut werden angeregt und Trockenheit vorgebeugt. Heuschnupfen und Hausstauballergien werden abgemildert.

DEINE HELFERLEIN	DAFÜR BRAUCHST DU ES	DIESE ERGEBNISSE DARFST DU ERWARTEN
Steinsalz	Du brauchst es, um dir eine Salzlösung für die Nasenspülung zuzubereiten, und ggf. deine Mundspülung.	Steinsalz wird im Ayurveda traditionell eingesetzt, um Stoffwechselprodukte aus dem Gewebe zu binden. Bereite dir eine Salzlösung zu: Auf 100 ml warmes Wasser gib 1 TL Steinsalz.
Anu-Thailam-Öl	Damit inhalierst du nach der Nasendusche je 1–2 Tropfen in jedes Nasenloch.	Das Öl befeuchtet deine Nasenschleimhäute nachhaltig und wirkt wie eine kleine Emulsion. Du beugst Schnupfen und Austrocknung der Schleimhäute vor. Auf lange Sicht löst du sehr festsitzende Sekrete. Langfristig wirkt sich diese Methode positiv gegen nächtliches Schnarchen aus.
Cold Kajal, farblos	Du ziehst den Kajal vom Augenwinkel in der Schleimhaut vorsichtig nach außen.	Das geklärte Ghee und der Kampheranteil des farblosen Kajals reinigen und lösen Partikel auf deiner Augenschleimhaut. Du beugst dem sogenannten Sicca-Syndrom vor, trockenen und gereizten Augen. Du erhältst einen klareren Blick. Du verbesserst im Laufe der Zeit deine Sehfähigkeit.
Garshan-Seidenhandschuh oder eine Naturbürste für den Körper	Du führst vor dem Duschen damit eine Ganzkörpermassage durch.	Der raue Garshan-Seidenhandschuh oder die Naturbürste tragen abgestorbene Hautschichten ab und regen die Durchblutung der Haut intensiv an. Der Lymphfluss wird angeregt und damit der Abtransport von Stoffwechselgiften aus dem Gewebe. Die Körperkanäle werden geöffnet und damit die allgemeine Entgiftungsfähigkeit sowie die Aufnahme nährender Hautpflegeprodukte verbessert.

Wie es funktioniert

Schlaf und Erwachen

Zwischen 5 und 6 Uhr morgens herrscht das Vata-Dosha vor. Diese Uhrzeit ist aus ayurvedischer Sicht „sattva", besonders rein und unangetastet, eine Zeit, die nur für dich und noch unbelastet ist. Ich höre oft, dass es – entgegen jeder Erwartung – vielen Menschen besonders leichtfällt, um diese Uhrzeit aus dem Bett zu kommen. Versuche es!

Entleerung von Darm und Blase

Idealerweise solltest du gleich nach dem Erwachen einen Drang zum Entleeren der Blase und des Darmes verspüren. Wenn die Nahrung am Vortag zu spät oder unpassend gegessen wurde, kann es sein, dass sich der Drang erst viel später einstellt. Massiere dann deinen Darm im Uhrzeigersinn und trink viel heißes Wasser oder Ingwerwasser, um dein Verdauungsfeuer zu entfachen. Kapha-Menschen sollten morgens unbedingt ein wenig körperlich aktiv werden, damit sich der Drang zur Darmentleerung einstellt.

Wichtig: Der Drang zur Entleerung darf niemals unterdrückt werden, da sich sonst Stoffwechselgifte (Ama) bilden können. Wasche dich nach dem Stuhlgang.

Der Mundraum

Jiva Sodhana – das Schaben der Zunge Zuerst wird die Zunge von überschüssigen Belägen befreit. Dazu verwendest du einen speziellen Zungenschaber, mit dem die Zunge mehrfach vom hinteren Gaumenbereich bis zur Zungenspitze sanft abgeschabt wird. Die Zungenreinigung verleiht dem gesamten Mundraum Frische, verhütet Mundgeruch und befreit die Zunge von ihren Belägen. Eine regelmäßige Reinigung unterstützt den gesamten Verdauungs- und Ausscheidungsprozess.

Kavala – Ölziehen Wenn die Zunge von Schleim und Belag befreit ist, kommt der zweite Schritt der morgendlichen Mundpflege, das Ölziehen. Am besten eignet sich kaltgepresstes Bio-Sesamöl; wer das nicht mag, kann alternativ Kokosöl verwenden. Nimm 1 EL Öl in den Mund und beginne vorsichtig, das Öl im Mundraum hin- und herzubewegen. Bewege das Öl anfangs für drei Minuten und steigere dich im Laufe der Zeit auf bis zu zehn Minuten.

Durch Kavala werden Stoffwechselprodukte aus Mundraum und Zähnen gebunden und ausgeschieden.

Tipp: Weise deine Familie darauf hin, dass du für diese Zeit nicht sprechen kannst. Du solltest das Öl auf gar keinen Fall schlucken, es bindet rasch die Gifte aus dem Mundraum, die du sonst in konzentrierter Form schlucken würdest. Nimm auch anfangs nicht zu viel Öl, da die Flüssigkeit im Mund durch Speichelbildung deutlich mehr wird, das kann recht ungewohnt sein.

Anschließend wird das Öl ausgespuckt (am besten in eine Papierserviette, damit das Abwasser nicht belastet wird), und der Mund kann mit einem Glas Wasser nachgespült werden. Dies beseitigt auch einen öligen Nachgeschmack. Das Ölziehen reinigt die Mundschleimhäute, beugt Zahnfleischentzündungen vor, reduziert Zahnfleischbluten und Parodontose.

Stoffwechselprodukte aus dem Mundraum und den Zähnen (auch aus den Füllungen) werden gebunden und ausgeschieden, das Agni verbessert und der Geschmacksinn verfeinert. Die klassischen Ayurveda-Schriften beschreiben auch, dass durch die regelmäßige Anwendung Trockenheit im Mundraum vermieden wird, eingerissene Lippen, Kariesbildung und Zahnschmerzen reduziert werden und die Zähne im Allgemeinen stabiler werden.

Gandusha – Füllen des Mundraums mit Wasser Massiere zuerst deine Wangen, Kiefer, Nebenhöhlen, Hals und Nase mit ein wenig erwärmtem Sesamöl, um die Durchblutung anzuregen. Dann fülle den gesamten Mundraum mit lauwarmem und leicht gesalzenem Wasser und halte dort das warme Wasser, solange es dir deine Muskulatur ermöglicht. Es kann sein, dass deine Nase zu laufen beginnt oder deine Augen ein wenig tränen. Nach ca. drei bis fünf Minuten spucke das Wasser aus.

Mit dieser Prozedur wird Spannungen im Kiefermuskel vorgebeugt, die Gesichtsmuskulatur entspannt sich, und Schleim wird aus dem Kopfbereich abtransportiert. Viele Menschen, die nachts eine Schiene aufgrund von Zähneknirschen oder -pressen tragen müssen, erleben mit dieser einfachen Methode eine rasche Erleichterung.

Zum Abschluss der Mundraumreinigung folgt das Zähneputzen, am besten mit einer weichen Zahnbürste und deiner gewohnten Zahnpasta oder, wenn du es experimenteller magst, mit einem ayurvedischen Zahnpulver. Anstatt der gekauften Mi-

Selbst gemachtes Zahnpulver

Zutaten:

1 EL Triphalapulver
1 EL Gerberakazie
1 EL Süßholzwurzel, gemahlen
1 EL Arjunarindepulver
1 EL Cassiazimt
1 EL Kardamom, gemahlen
1 TL Nelken, gemahlen
1 TL Trikatupulver
1 TL Steinsalz

Zubereitung: Rühre alles gut zusammen. Nimm eine kleine Menge Zahnpulver in die Handfläche. Füge etwas Wasser hinzu, um eine Paste zu erhalten. Nun massiere sanft mit den Fingern in kleinen Kreisen Zähne und Zahnfleisch für 3–5 Minuten. Dann mit warmem Wasser gurgeln und den Mund ausspülen. Dein Zahnfleisch kann sich anfangs noch etwas rau anfühlen, danach stellt sich aber ein wunderbar frisches und gut durchblutetes Gefühl ein.

schungen, die oft Zucker enthalten, kannst du dir auf Vorrat eine eigene Mischung zum Reinigen deiner Zähne zusammenstellen.

Die Nase

Jal Neeti – Nasendusche Besonders für Allergiker ist eine morgendliche Nasendusche sinnvoll. Sie befeuchtet die Nasenschleimhäute, entfernt Staubpartikel und Pollen und beugt Erkältungen vor. Du benötigst dafür eine Nasendusche (z. B. aus dem Bioladen) und eine Salzwasserlösung (1 TL Steinsalz auf einen halben Liter warmes Wasser).

So geht's: Fülle warmes Wasser und Steinsalz in das Kännchen und setzte dann die Öffnung an ein Nasenloch an. Atme dabei durch den geöffneten Mund. Es kann sein, dass du dich dabei mit dem Oberkörper weit nach vorne beugen musst oder den Kopf sehr weit neigen musst. Die richtige Position zu finden, ist gar nicht so leicht und erfordert ein wenig Experimentierfreude, bis du die optimale Haltung gefunden hast. Das warme Salzwasser fließt nun in ein Nasenloch hinein und durch das kleines Loch oben in der Nasenscheidewand zum anderen Nasenloch wieder hinaus. Dieser Prozess ist, wenn man ihn das erste Mal erlebt, einfach unglaublich.

Vorsicht: Nicht für jeden ist diese Methode gut geeignet. In seltenen Fällen kann es durch eine besondere anatomische Veranlagung, eine Begradigung der Nasenscheidewand oder eine starke Verlegung des kleinen Lochs dazu kommen, dass nur wenige Tröpfchen auf der anderen Seite wieder herauströpfeln oder sogar eine vollständige Blockade das Loch verlegt. In diesem Fall solltest du es ruhig noch ein- oder zweimal ausprobieren, aber keinesfalls erzwingen.

> Probiere aus, ob die Nasendusche für dich geeignet ist.

Auch kann es sein, dass du in der Kindheit oder Jugend besonders häufige Infekte der Nasennebenhöhlen hattest und diese zu kleinen Kavernen, kleinen Ausbuchtungen in den entsprechenden Höhlen geführt haben können. Das verursacht manchmal, dass das Wasser sich dorthin verirrt und sich dann zu einem viel späteren Zeitpunkt erst wieder zeigt – möglicherweise ausgerechnet, wenn wir uns über unsere Arbeit ein wenig nach vorn beugen. Das ist nicht schlimm, höchstens etwas unangenehm.

Beachte: Solltest du gerade einen akuten Infekt der Nasenschleimhaut haben, lass diese Reinigungsmethode unbedingt aus. Du kannst sonst dazu beitragen, dass sich die Viren und Bakterien sogar noch in andere Bereiche deiner Nasenebenhöhle ausbreiten und den Infekt deutlich verlängern und verschlechtern können.

Nastarpana – Nasentropfen Nach dem Auswaschen der Nase kannst du nacheinander beide Nasenlöcher schnäuzen und die Innenseite der Nase mit jeweils einem Tropfen Sesamöl massieren. Insbesondere, wenn du zu trockenen Schleimhäuten neigst, wird dir dieser kleine Tropfen schon viel Erleichterung verschaffen. Wiederhole diesen Vorgang einige Male und schnupfe zum Schluss einmal mit zurückgelegtem Kopf hoch.

Wenn deine Nase oft trocken oder blockiert ist oder du unter Heuschnupfen leidest, nimm ein spezielles ayurvedisches Nasenöl, das Nasya-Öl, auch als Anu-Thailam in speziellen Shops zu bekommen (z. B. von Sat Nam). Hiervon kannst du je zwei bis drei Tropfen am Morgen nach der Nasendusche in jedes Nasenloch hochschnupfen, um der Austrocknung der Nasenschleimhäute entgegenzuwirken und sie in ihrer Befeuchtung zu unterstützen.

Die Augen

Kajal – das Reinigen der Augenschleimhaut Die Augen sind empfindliche Sinnesorgane, die ständig stark gefordert werden. Arbeit am Computer, Lesen bei geringer Beleuchtung und viel Zeit am Handy oder vor dem Fernseher fordert dem Auge viel ab. Aus ayurvedischer Sicht bewirken Sonnenlicht und Wind eine zusätzliche Reizung der Augen, und Menschen mit einem hohen Pitta-Anteil reagieren mitunter sogar mit entzündlichen Augenschleimhäuten. Die langfristigen Folgen können sein, dass die Schleimhäute austrocknen (sogenanntes Sicca-Syndrom) und sich sogar eine Fehlsichtigkeit einstellt.

Um dieser Entwicklung entgegenzuwirken, besorge dir dafür möglichst einen farblosen Kajalstift mit einen geringen Kamphergehalt. Setze den Stift im Inneren des Augenlids in die Schleimhäute an und ziehe ihn nach außen in Richtung des äußeren Augenwinkels. Wiederhole das einige Male. Um das Auge zusätzlich zu kühlen und zu befeuchten, nimm einen mit Rosenwasser getränkten Wattepad und tupfe damit deine Augen ab.

Die Haut

Im Ayurveda wird vor dem Duschbad eine Selbstmassage empfohlen. Die ayurvedische Techniken zur Selbstmassage sind altbewährte Methoden, um den Geist zu verjüngen und den Körper zu in allen Regenerationsprozessen zu unterstützen und zu heilen. Es gibt hier zwei Möglichkeiten, die ayurvedische Trockenmassage Garshana mit dem Seidenhandschuh und die ayurvedische Ganzkörper-Ölmassage Abhyanga. Genaue Anleitungen findest du ab Seite 118 bzw. 120.

ANHANG

Mehr Ayurveda lernen

Ayurveda Akademie – www.ayurvedacademy.de

Kostenfreier Konstitutionstest – www.ayurvedacademy.de/konstitutionstest

Ayurveda Onlinekurse

Ayurveda Leben – www.ayurvedacademy.de/ayurveda-leben

Ayurvedische Morgenroutine – www.ayurvedacademy.de/morgenroutine

Bezugsadressen

Ayurvedische Heil- und Nahrungsmittel

Sat Nam – www.satnam.de

Cosmoveda – www.cosmoveda.de

Amla Natur – www.amla.de

Seyfrieds – www.seyfrieds.de

Sunday Natural – www.sunday.de

Tipps zum Weiterlesen

Vasant Lad/David Frawley, Die Ayurveda-Pflanzenheilkunde. Das Yoga der Kräuter. Windpferd 112018

Vasant Lad, Das große Ayurveda-Heilbuch. Die umfassende Einführung in den Ayurveda. Mit Anleitungen zur Selbstdiagnose, Behandlung und Heilung. Windpferd 2020

Vasant Lad, Selbstheilung mit Ayurveda. Das Standardwerk der indischen Heilkunde. O.W. Barth 2010

Hellmuth Nordwig und Andrea Zoller, Heilpflanzen der ayurvedischen Medizin. Narayana 2018

Alexander Pollozek und Dominik Behringer, Die zeitlose Ayurveda-Küche. Die Heilkraft unserer Nahrung. Narayana 2013

Hans Heinrich Rhyner, Ayurveda. Mein Handbuch für ein gesundes Leben. Königsfurt-Urania 2016

Hans Heinrich Rhyner und Kerstin Rosenberg, Das große Ayurveda-Ernährungsbuch. Gesund leben und genussvoll essen. Mit über 100 Rezepten. Königsfurt Urania 2013

Kerstin Rosenberg, Das Große Ayurveda Buch. Gräfe und Unzer 2004

Für die Gesundheit und ein gutes Gefühl

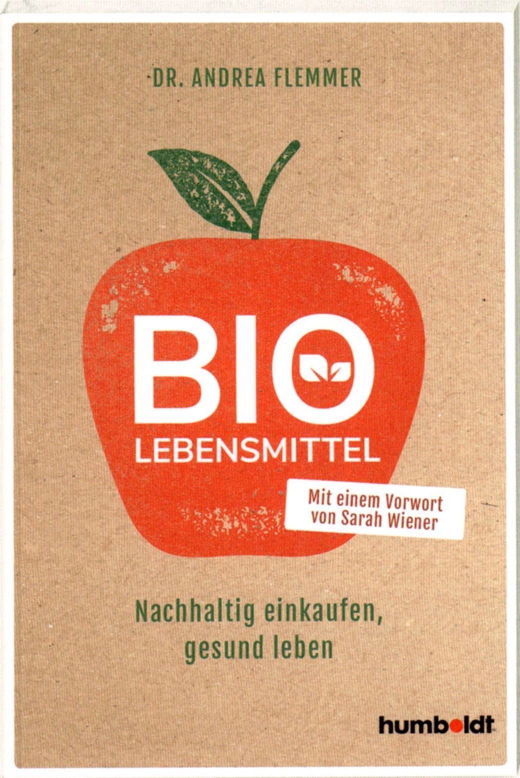

- Alles Wissenswerte über Bio-Lebensmittel in einem Ratgeber – mit den Vorteilen für Gesundheit, Klima und Tierhaltung
- Die wichtigsten Bio-Siegel und was sie bedeuten

Stand 2021. Änderungen vorbehalten.

Dr. Andrea Flemmer

Bio-Lebensmittel

184 Seiten, Softcover
14,5 x 21,5 cm
ISBN 978-3-8426-3027-7
€ 16,99 (D) / € 17,50 (A)

Der Ratgeber ist auch als eBook erhältlich.

humboldt
...bringt es auf den Punkt.

Bibliografische Information der Deutschen Nationalbibliothek
Die Deutsche Nationalbibliothek verzeichnet diese Publikation in der deutschen Nationalbibliografie; detaillierte bibliografische Daten sind im Internet über http://dnb.ddb.de/ abrufbar.

ISBN 978-3-8426-3058-1 (Print)
ISBN 978-3-8426-3059-8 (PDF)
ISBN 978-3-8426-3060-4 (EPUB)

Abbildungen:
Titelmotiv: Katrin Blüge, Shutterstock/ Olga Zelenkova
Katrin Blüge: 4, 6/7, 70/71
Stock.adobe.com: TRIKONA (Muster S. 2/3 usw.); Joakim Lloyd Raboff: 5; voinsveta: 22, 23, 24, 25, 26, 27, 28

Originalausgabe

Die Ratgebermarke der Schlütersche Fachmedien GmbH.
Hans-Böckler-Allee 7, 30173 Hannover
www.humboldt.de
www.schluetersche.de

Aus Gründen der besseren Lesbarkeit wurde in diesem Buch die männliche Form gewählt, nichtsdestoweniger beziehen sich Personenbezeichnungen gleichermaßen auf Angehörige des männlichen und weiblichen Geschlechts sowie auf Menschen, die sich keinem Geschlecht zugehörig fühlen.
Autorin und Verlag haben dieses Buch sorgfältig erstellt und geprüft. Für eventuelle Fehler kann dennoch keine Gewähr übernommen werden. Weder Autorin noch Verlag können für eventuelle Nachteile oder Schäden, die aus in diesem Buch vorgestellten Erfahrungen, Meinungen, Studien, Therapien, Medikamenten, Methoden und praktischen Hinweisen resultieren, eine Haftung übernehmen. Insgesamt bieten alle vorgestellten Inhalte und Anregungen keinen Ersatz für eine medizinische Beratung, Betreuung und Behandlung.
Etwaige geschützte Warennamen (Warenzeichen) werden nicht besonders kenntlich gemacht. Daraus kann nicht geschlossen werden, dass es sich um freie Warennamen handelt.

Lektorat: Linda Strehl, wort & tat, München
Layout und Satz: Die Feder, Konzeption vor dem Druck GmbH, Wetzlar
Covergestaltung: Zero, München
Druck und Bindung: Gutenberg Beuys Feindruckerei GmbH, Langenhagen